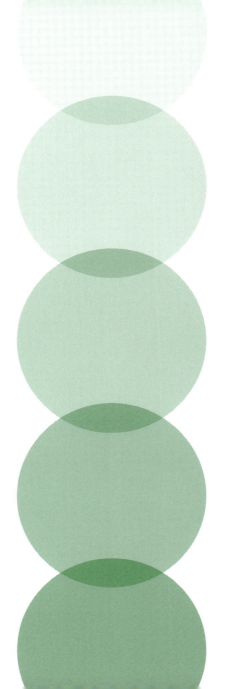

新装改訂版

小児科医からのアドバイス 1

自然流育児のすすめ

真弓定夫

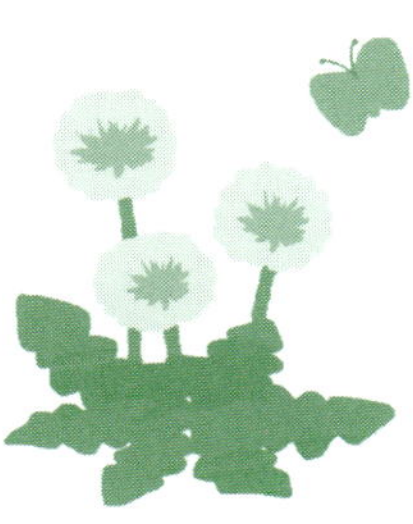

地《ぢ》湧《ゆう》社

はじめに

子どもと触れあいをもつ場合、まず第一に心しておかなくてはならないのは〝子どもは大人を小さくしたものではない〟ということです。子どもも大人と同じように生命を維持する毎日を送らねばならないのはいうまでもありませんが、それに加えて成長というきわめて重要な要因をもっています。精神面でも身体面でもまさに〝日々新たなり〟といえるでしょう。日々新たなりとは、いいかえれば不安定ということであり、あらゆる面で周囲の影響を受けやすいということです。とすれば、子ども達の環境を絶えずよりよいものに整えておく責務が私達大人にはあるといえましょう。それにはまず、私達人間があくまでも自然界の一員にすぎず、森羅万象の中に生かされているとのつつましさをもち、同時に自然をなるべくそのままの形で子ども達に残し伝えることがきわめて大切だと思います。

こうした反面、個としては、親も子も同じ視点でとらえなければならないのは申し上げるまでもありません。その原点は出産にあると思います。お産の大変さは誰でも認めるところでしょう。しかし、ともすればその大変さは産婦の側にばかり眼が注がれがちで、言葉で訴える術をもたない新生児への配慮が欠けているように思われてなりません。考えてもみてください。子宮内では羊水に包まれて暗い液体の中で生活していた赤ちゃんが、明るい気体の世界に放り出された時の衝撃がどのようなものなのか。それ以前に、あの狭い産道をくぐり抜ける労苦が筆舌に尽くし難いものであろうことは想像に難くありません。母親からみれば赤ちゃんを産んだに違いありませんが、赤ちゃんにしてみれば一所懸命に生まれたといえるのです。とすれば、生誕の時点で、お母さんと赤ちゃんをそれぞれの個としてはっきりととらえるべきでしょう。

こうしたとらえ方は、延長して考えれば胎児期から小児期全般についていえることでしょう。残念なことに、私達には三歳以前の記憶はさだかではありません。しかし、それは乳幼児体験として潜在意識の中に秘められているに違いありません。〝三つ子の魂、百までも〟といわれる所以です。少なくとも三歳以上の子どもと接する時には、必ずその子と同じ眼の高さでみつめ合うことが必要でしょう。つまり、親と子の間にさまざまな食い違いが生じた時には、親の方がみずからの記憶をよびさまして、その頃の自分はどうであったかしっかりとわきまえたうえで子どもに対応することができるかどうか。そうした大局的な見地に立った謙虚さを備えているかどうか。それがよき親、よき教育者、よき小児科医のあるべき資質ではなかろうかと考えております。

小児科医はいつもそうした視点で親子をみつめていますから、いきおい子どもの立場に立ってものをみる習慣が身についており、えてして両親に求めるものが厳しくなりがちです。

周産期医療にその生涯を捧げておられる三宅廉先生は次のようにおっしゃっています。

「小児科医は優しくては勤まらない。甘えている人にはきつくいわねばならない。その時は憎まれてもあとで感謝されます。母親は何か悪いところはないかと一所懸命ききにきている。だから心配ないといい、その人の場合のもっとも大事なことを集中して説教して帰すのです。そうでないと家で守りませんからね。親治療です」

私も全く同感です。

したがって、この『自然流育児のすすめ』にもそうした面がありますし、ご両親には耳の痛い部分もあろうかと思います。しかし、それはみなさんのお子さん方の将来を案ずればこそのやむにやまれぬ真情の発露として、お許しいただきたいと思います。

一介の町医者にすぎない私に、こうした貴重な機会を与えてくださった地湧社の増田正雄社長、そして一方ならぬご協力をいただきました浅海邦夫さん、麻生修子さんに心から厚くお礼申し上げます。

目　次

本文イラスト　岡本愛子

I

いま子どもが危ない

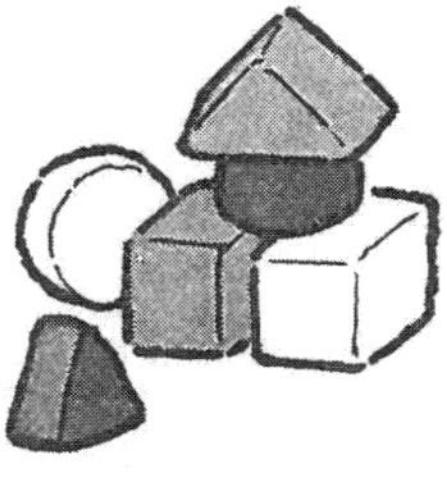

大きな子どもは体が弱い

子どもを大きく育ててはいけない

近頃、私の診療所を訪れる子どもの体が昔に比べて大きくなっている傾向にあります。私が医師になったのは昭和三一年ですが、その頃から徐々に大きくなってきていると思います。全国的にも、体格が向上してきているという報告と私の実感とは重なります。体が大きいということは、一般的には良いことであると受けとめられていますから、小さめのお子さんをおもちになったお母さんが、自分の子は発育が悪いのではないかと心配されて、相談にみえるケースが増えてきました。しかし、小さいのではないかといって来られたお子さんで、異常だった例はほとんどありません。私の目から見ると小さいくらいの方がむしろ正常なのです。本当に心配しなければいけないのは成長が早くて大きなお子さんの方です。体が大きいことは将来の肥満や成人病に結びつく可能性があるからです。

ところが、体の大きいお子さんをもったお母さん方は、母子手帳に載っている平均値よりも上だということで安心して、そのまま様子を見るというケースが非常に多いのです。私は、子どもが大きくなってきたということは、もっと真剣にとらえなければならない問題であると日頃の診療のなかで強く感じています。

生物学的に見ても、各民族によって当然身体発育の差がありますが、日本の場合、ほとんど同一民族同士で結婚し、子どもが生まれています。そういった子どもの体重が過去の平均に比べて急激に増えている最近の傾向は、本来考えにくいことなのです。これが百年、あるいは千年というレベルで増えているのなら、異常とは言えないかもしれませんが、急激な増加はやはり好ましくないととらえるのが妥当でしょう。

平均値の意味するもの

さて、子どもの身体発育を判定するには比体重、カウプ指数、ローレル指数、ピルケ指数などさまざまな発育指数が考えられています。しかし、最も簡便なのは身長、体重そのものを比較することでしょう。わが国では厚生省が全国的規模の乳幼児身体発育調査を実施し、その結果を公表しています。現在の母子手帳には、昭和五五年に、保健所を訪れた乳幼児約二〇〇〇〇名と、病院で生まれた新生児約四〇〇〇名の身長、体重を調査した結果に基づいた値が掲載されています。調査結果全体の小さい方から一〇％とった位置を一〇パーセンタイル、大きい方から一〇％とった位置を九〇パーセンタイルとし、一〇パーセンタイルから九〇パーセンタイルの間が正常範囲であるとしています。つまり一〇〇人中八〇人が正常で、そこからはみ出した二〇人は異常であるという考え方です。

私は、この考え方は間違っていると考えています。というのは、我々人間はまぎれもない哺乳動物であり、哺乳動物というのは同種の親の乳で子を育てる動物であるはずです。牛が馬のおっぱいを借りたり、猫が犬の乳で育てたりすることは、けっしてありません。ですから、人間の子どもの場合も、標準体重や標準身長は母乳ですべての乳児を育てた時の値をもって定めるべきだと思うのです。母子手帳の身長と体重の値も母乳栄養児と人工栄養児を分けて載せるべきで、それぞれの場合で大きいか小さいかということを判定をしなくてはいけないわけです。

現在では、約七割が人工栄養か混合栄養で、母乳栄養のみの人の割合は非常に少なくなっていますから、母子手帳の平均値は、母乳栄養児の基準値にはなり得ないのです。約九割のお母さんが母乳だけで育てていた昭和二七年当時は、赤ちゃんの体重の平均値は今よりも小さいも

昭和27年乳児標準体位

	男			女		
	身長cm	体重kg	胸囲cm	身長cm	体重kg	胸囲cm
新生児	49.4	3.06	31.8	48.5	2.95	31.6
1ヵ月	54.5	4.00	35.6	53.6	3.80	35.0
2ヵ月	58.1	5.21	38.1	57.1	4.92	37.2
3ヵ月	60.3	5.97	39.1	58.9	5.61	38.7
4ヵ月	62.1	6.66	41.7	60.8	6.15	40.3
5ヵ月	63.8	7.27	42.4	62.8	6.70	41.3
6ヵ月	65.5	7.67	42.9	64.2	7.04	41.8
7ヵ月	66.9	7.94	43.5	65.5	7.35	42.2
8ヵ月	68.2	8.22	43.8	67.0	7.69	42.7
9ヵ月	69.4	8.44	44.2	68.4	7.97	43.2
10ヵ月	70.6	8.70	44.6	69.5	8.21	43.7
11ヵ月	72.0	8.92	45.1	70.5	8.47	44.1
12ヵ月	73.2	9.17	45.6	72.0	8.69	44.6

昭和55年乳児標準体位

	男			女		
	身長cm	体重kg	胸囲cm	身長cm	体重kg	胸囲cm
新生児	50.0	3.23	33.0	49.2	3.14	32.5
1ヵ月	56.3	5.05	38.8	55.4	4.64	38.0
2ヵ月	59.9	6.06	41.1	58.5	5.51	39.8
3ヵ月	62.9	6.81	42.5	61.3	6.22	41.0
4ヵ月	65.1	7.36	43.4	63.5	6.80	42.1
5ヵ月	66.8	7.79	44.0	65.3	7.28	42.9
6ヵ月	68.3	8.15	44.4	66.8	7.65	43.5
7ヵ月	69.6	8.47	45.0	68.1	7.95	44.0
8ヵ月	70.9	8.75	45.5	69.4	8.21	44.4
9ヵ月	72.1	8.99	46.0	70.6	8.46	44.7
10ヵ月	73.3	9.21	46.4	71.8	8.69	45.0
11ヵ月	74.4	9.42	46.7	73.0	8.90	45.4
12ヵ月	75.6	9.64	46.9	74.1	9.08	45.7

（厚生省児童家庭局「昭和55年乳幼児身体発育調査結果報告」による）

のでした。表に示したように、昭和二七年の出生時体重の平均が男子三・〇六kg、女子二・九五kgなのに比べ、昭和五五年では男子三・二三kg、女子三・一四kgとなっています。満一歳時では昭和二七年に男子九・一七kg、女子八・六九kgだったのが昭和五五年には男子九・六四kg、女子九・〇八kgに増えています。つまりたかだか三〇年に満たない間に、出生時体重の平均が男子で一七〇g、女子で一九〇g増えており、満一歳時では男子が四七〇g、女子が三九〇g増えているということです。

これを、一七〇gしかととらえるか、一七〇gもととらえるかという、とらえ方の相違があると思いますが、私は、これは、こんなにも増えてきたというふうにとらえたいのです。

人工栄養の子が危ない

こうしたことが起きた一番大きな原因は、もとはといえば赤ちゃんコンクールにあったと思います。私も、小児科医となって大学の付属病院の小児科教室に入った昭和三〇年代に実際に赤ちゃんコンクールに参加したことがあります。当時は、人工栄養児がずいぶん増えてきており、赤ちゃんコンクールもミルク業者の主催で行なわれていました。ところが、私たち小児科医が、いい赤ちゃんだとする判定基準と、乳業側の判定基準には大きな食い違いがあったのです。私たち小児科医は、体全体のバランスがとれているかどうか、皮膚の弾力性や色調が良いかどうか、という見方をするのですが、乳業側では、むしろ赤ちゃんの大きさを問題にしていました。大きい赤ちゃんこそがいわゆる健康優良児だという考え方です。そういう赤ちゃんコンクールに若いお母さん方がのせられて、大きな赤ちゃんがいい赤ちゃんだという風潮ができてきたと私は考えています。そして、それが母乳栄養が減って人工栄養が増えるということに結びついてきたはずです。

一九七五年から七七年にかけてアメリカ上院栄養問題特別委員会（マクガバン委員長）が健康と食事の関係を徹底的に調べました。その中でイギリスの小児科医が人工・混合栄養児は将来肥満になる可能性が非常に高いと報告しています。肥満というのは、脂肪細胞の数の増加と脂肪細胞自体の肥大の二つが原因となるわけですが、人工栄養児の場合には、母乳栄養児に比べて脂肪細胞が増え、しかもそれが大きくなるということをはっきり報告しています。日本の乳業の方でも、昭和五四年（一九七九年）くらいからは、粉乳の中のタンパク質を減らす傾向になってきてはいるようですが、昭和五五年（一九八〇年）頃の統計でもやはり人工栄養児の方が大きいという結果が出ています。

小柄な人は長生きする

長寿村といわれる、山梨県棡原村で、古守豊甫さんという長寿の研究をしていらっしゃる大正九年生まれの方が興味深いことを言っておられます。中学校時代のクラス会に出ると、学生時代に小柄だった人ほどかくしゃくとしていて髪も黒く、精力的に活躍しているということです。

逆に、歴代の横綱をみると、ほとんどの人が二〇代から五〇代にかけて亡くなってしまっています。肥満が短命に結びつくという端的な例といえるでしょう。

ですから、このペースで子どもがどんどん大きくなっていくということは、とても憂慮すべきことなのです。もちろん肥満の原因は誤った食事だけでなく、生活リズムの乱れや運動不足ということも考えられますが、人工栄養をはじめとする動物性脂質のとりすぎが一番問題であるのは確かです。私は、それが近い将来子どもの短命化を招くことになりはしないかと非常に憂えています。成長が早まり、体が大きくなったことが果たしていいことなのかどうかということを、しっかり検討し直さなければならない時期であると思うのです。

さて、これを読まれたお母さんで、大きいお子さんや肥満のお子さんをおもちのお母さんは、自分の子は大丈夫だろうか、と不安になられるかもしれません。しかし、子どもの健康を左右する要因は他にもいろいろあるわけですから、けっして悲観することなく、他の要因を自然な形に保つような努力をしてください。正しい食生活に改善すること、家事労働や運動を十分やらせること、生活リズムを確立することなどによって健康が保たれていくでしょう。

子どもの体温が下がっている

子どもの正常体温は三七度前後

最近の子ども達の体にみられる特徴として体温が下がってきているということがあります。これについてはいろいろな統計が出ています。その中で、昭和一一年から昭和三三年の子どもの正常体温を調べた表を見ますと、昭和一一年の小学校一年生の子どもの体温は、男子で三六・六度から三八・〇度くらい、女子で三六・五度から三七・八度くらいです。他の統計を見ても、おおよそそのくらいです。昭和三三年の統計でも、六歳から一一歳の小学校の生徒は三七度プラスマイナス何分かが正常体温です。ずいぶん高いと思われるかもしれませんが、これが日本の子どもの正常体温なのです。

ところが、お母さん方だけではなく、学校の先生や保健婦さん、極端な場合は、小児科以外のお医者さんや看護婦さんも子どもの体温が三七度を越すと、即異常という判定を下すことが

子どもの正常腋窩体温の報告

	年　齢	体　温 ℃	最低～最高℃	人員
男	6～7歳	37.13±0.011	36.6～38.0	249
	7～8	37.11±0.009	36.6～37.8	303
	8～9	37.11±0.011	36.5～37.9	192
	9～10	37.06±0.009	36.6～37.6	269
	10～11	37.13±0.011	36.6～37.7	153
	11～12	37.05±0.009	36.5～37.9	328
	12～13	36.97±0.011	36.6～37.6	188
	13～14	37.00±0.012	36.6～37.8	190
女	6～7	37.14±0.011	36.5～37.8	248
	7～8	37.12±0.012	36.5～38.0	217
	8～9	37.12±0.011	36.6～37.8	253
	9～10	37.05±0.013	36.5～37.8	218
	10～11	37.07±0.011	36.6～37.7	221
	11～12	37.11±0.010	36.5～38.0	295
	12～13	37.08±0.011	36.6～37.7	220
	13～14	37.01±0.009	36.5～37.7	245

（昭和11年 吉田章信、近藤政義、検温法：3次検温）

6歳	37.12±0.032	36.8～37.6	40
7	37.20±0.032	36.6～37.8	47
8	37.18±0.022	36.5～37.6	91
9	37.11±0.030	36.6～37.5	40
10	37.09±0.035	36.4～37.6	88
11	37.13±0.035	36.4～37.6	52

（昭和33年 松井玄代、検温法：10分）

よくあるのです。

予防注射をする場合にはそれも仕方のない面もあります。一日のうちの最高体温と最低体温は人によって差がありますから、たまたま計った時に三七度を二〜三分越える体温だったとしても、それがその日のうちに、もっと高くなる可能性もあるからです。予防接種は、集団でやっている場合が多いので、危険を避けるために、三七度にラインを引くということは理解できます。

しかし、プールなどの場合、いつも同じ時刻に計って、三七度以上あるというのなら、私は入っても一向にかまわないと思います。体操もどんどんやらせていいのです。まして、インフルエンザなどが流行している時に、いっせいに検温して、三七度を少しでも越している子は、元気で飛び回っていても、みんな帰されてしまうなどというのは、おかしなことです。

物質代謝を高める工夫を

基本的には子どもを大人と同じような目で見ているからこういったことが起こってくるのです。子どもは、生理的に大人とは全く違う存在であるという認識が欠けているからです。子どもは物質代謝が高いので、大人よりも体温が高くて当たり前なのです。ですから、二、三〇年

磐田中部小学校における体温の変化

学年	昭和52年度体温℃	昭和54年度体温℃
1	36.07	36.20
2	36.10	36.21
3	36.11	36.18
4	36.22	36.22
5	36.15	36.21
6	36.21	36.24

前に比べて平均で五分も体温が下がっているというのは異常事態としか言いようがありません。

その原因をはっきり把握することはできませんが、推定するならば、やはり日常生活のなかで物質代謝を高めるような要素が減ってきているということが原因のひとつとして考えられると思います。子どもの体を動かす頻度、つまり、遊びや運動が減っていないかどうかということ、そしてエネルギー源となる食べものの内容に問題はないのかどうかということを点検してみる必要があるでしょう。

一方、厚着や室内での靴下着用、冷暖房などにより、体温調節機能が低下しつつあることも考えられます。〝はだしの学校〟の磐田中部小学校では〝はだし〟を始めた直後と二年後の子ども達の平均体温にどんな変化が出ているかを調べました。表を見てわかる通り、全学年において、わずかながら体温が上昇しています。はだしと薄着の効果と言えるかもしれません。

病気の形が変わってきている

成人病の低年齢化

私が小児科医になったばかりの昭和三〇年頃は、乳幼児の死亡原因のトップは、圧倒的に下痢腸炎でした。あるいは肺炎などの感染症で亡くなる子どもが多かったのです。

ところが、最近問題になってきている病気というのは、当時とは全く違ったものです。

私は昭和三一年から三六年まで大学病院に勤務し、その後四九年に開業するまでの一三年間、住居の近くの総合病院に勤務していたのですが、いわゆる町医者になってからの方が、胃・十二指腸潰瘍、糖尿病、甲状腺腫、などの患者さんがみえるようになりました。これらは、大学病院にいた当時は、めったに見られなかったものです。それが、町のこんな小さな診療所で、ごく普通に見られるようになってきたのです。ですから、大学病院などではいかに子どもの成人病の患者さんが増えているか、想像に難くありません。

そもそも〝子どもの成人病〟という言葉も奇妙なものです。私は昭和二六年から三〇年まで大学で医学生として、講義を受けたのですが、当時は成人病についての講義はありませんでした。成人病という言葉が初めて使われたのが、昭和三一年頃で、それまでは、いま成人病と呼ばれているものは老人病だったわけです。老人病が成人病という言葉に変わり、それがたかだか三〇年の間に子どもにまで広がってきて、しかも、それがどんどん低年齢層化してきているのです。先にも述べたように、肥満と成人病とは非常に大きな関わりがあります。肥満体であれば、コレステロール値が高くなり、心疾患や動脈硬化になりやすいのです。コレステロールには体に良いものもあって、コレステロール値が高いことが即、体に悪いとは言い切れない面もありますが、一般的には、心疾患や脳動脈疾患の、ひとつの危険信号にはなります。

そのコレステロールについて、アメリカ人の値と日本人の値を比較してみると、二〇歳以上の人については、おしなべてアメリカ人の方が、日本人よりもコレステロール値が高くなっています。ところが、二〇歳以下の子ども達については、日本の子どもの値の方が、アメリカの子どもの値よりも上回ってしまっているのです。しかも低年齢層の子どもほど、その差が大きいという報告があります。これは、アメリカでは、もう二、三〇年前に、肥満や成人病が問題になっていて、歯止めがかけられてきているからです。それで、二〇歳以下の子ども達では日本よりコレステロール値が低くなっているのです。日本の場合は、まだ歯止めがかかっていないということです。

北里大学の高山俊政さんという解剖学の先生が、病気で亡くなった子どもを解剖した結果を報告しておられます。それによると、〇歳児の二四例中一三例に、一歳児の一一例中一〇例に、五歳以上では全例に動脈硬化のきざしが見られたということです。しかも実際の病変は、一〇歳くらいから起きてくるだろうと推測されています。つまり小学生で脳溢血が起きても不思議はないということです。生後すぐの〇歳児にも動脈硬化のきざしが見られるということは、お母さんの妊娠中の食事に問題があるのではないかと考えられます。

いずれにしても以前には思いもよらなかったような現象が実際に起きてきているのです。

アレルギー児が激増

また、昭和三〇年頃から激増している病気に、一般的に言われているアレルギー性疾患というものがあります。気管支喘息、アレルギー性鼻炎、アトピー性皮膚炎などがそれです。これらの病気は昔からありましたが、数は非常に少なかったのです。

喘息について言えば、私が医者になりたての昭和三〇年頃には、その頻度は〇・一％ぐらい

学童気管支喘息の頻度

報告年度	調査地区	小学校%	中学校%
昭和38年	東京都	0.70	—
昭和38年	大阪市	0.54	0.19
昭和42年	東京都	1.18	0.50
昭和49年	茨城県	1.57	0.60

『新小児医学大系』21A「小児アレルギー病学」より

だと言われていました。ところが、表に示すように、昭和四〇年前後には、小学生で一・一八%、中学生で〇・五%に増加しています。馬場実さんによると、現在では、人口の二〜三%が気管支喘息に悩んでいると考えられ、その数は一五歳以下の小児で七〇万人、大人で二〇〇万人以上に達するものと思われます。

どうして、いわゆるアレルギーといわれる病気がこんなに激増してきたのでしょうか。私は昔からあったアレルギー疾患の数が増えてきたというとらえ方には疑問をもっています。アレルギーというのは体の素質によるものだと考えられていますから、これだけ増えてきているということは、子どもの素質が変わってきているということになります。しかし、こんなに急に素質が変わるということは、医学的には少々考えにくいのです。昔のアレルギー疾患は、たしかに素質に由来したアレルギーと呼んでいいものであったと思いますが、いま起きているアレルギー症状の大部分は個人の素質よりもむしろ環境が原因になっているものではないかと思うのです。およそ自然とかけ離れてしまった、現代の衣、食、住のすべてを問い直していく必要があるのではないでしょうか。

短命化が心配される子ども達

寿命が短くなり始めている

昭和五〇年に西丸震哉さんという食生態学者の方が、いろいろなデータを綿密に検討して、五歳ごとに区切った各年齢層に当たる人一〇〇人のうち、五〇人が亡くなるのは何歳くらいかということを推定したものがあります。この表によると、六〇歳から六四歳の人の半数は七六歳まで生きられることになっています。しかし、問題なのは子ども達です。西丸さんは五歳から一四歳の子ども一〇〇人のうち五〇人が亡くなる年齢は、三九歳から四三歳くらいであろうという推定をしているのです。

前日本医師会会長だった武見太郎さんも、亡くなる前に、二一世紀は肝臓病が国民病になるという本を出されて、その中で、西丸さんとは少し視点が異なっていますが、これからの子ども達の大半は四〇歳くらいまでしか生きられないだろうとおっしゃっています。

年齢群別生存年齢平均値

年齢群(昭和50年)	寿命平均値	昭和50年の残存年数	昭和57年の年齢
0～4			
5～9	41	34.1	
10～14	41	29.2	17～21
15～19	45	28.8	22～26
20～24	51	28.5	27～31
25～29	55	27.6	32～36
30～34	59	26.8	37～41
35～39	63	25.5	42～46
40～44	66	23.8	47～51
45～49	69	22.0	52～56
50～54	72	19.5	57～61
55～59	74	17.1	62～66
60～64	76	14.3	67～71
65～69			
70～74			
75～79			

西丸震哉著「食形態の変化と寿命の低下」(『ジュリスト』増刊28、昭和57年)より

さらに、西丸さんは、昭和六一年に、昭和五〇年の推定を変えて、いま二五歳以上の日本人は年齢の如何にかかわらず一五年くらいで半数が亡くなるだろうと予測しておられます。

いまは六人か七人の成人で一人の老人を支えているのですが、それが、三五年後には四人で老人一人を支えなければならなくなるというデータもあります。若い世代ほど残りの寿命が少ないということです。

長寿村と言われた棡原村でも、親が子どもの葬式を出すようになってきています。極端なことをいえば、明治生まれのおじいさん、おばあさんが、孫の葬式を出さなければならなくなることもあり得るのです。

子どもの時の環境が一生を左右する

人間というのは成人するまでの間が非常に大切で、成人してからは、いろいろな環境の変化にも耐え抜いていけるようにできています。小さいうちに、いろいろな変化を受ければ受けるほどその影響は後になって大きく出てくるということです。いまの子ども達はいろいろな意味で非常に劣悪な環境で育っていますから、その影響が今後どのような形で出てくるかが心配です。

また、先ほど子ども達が大きくなってきていると言いましたが、これは体格の問題だけではありません。成熟が異常に早くなってきているのです。この頃は私の患者さんでも、小学校三年生ぐらいで、メンスのある女の子がいます。そういう子ども達の寿命は短縮されるのではないかという危惧の念をもたざるを得ません。というのは、生物学的にいうと、大人になるまでの年数の五倍は生きられるという考え方が一般的ですから、成熟が一年早まるということは寿命が五年縮まるということになるからです。

そして、単に寿命が短くなるばかりでなく、かつて西丸さんが、〝いまの子ども達の半分は、四〇代までしか生きられず、しかも、生き残った四〇代は、現在の老人達よりもずっと老いぼれた姿となるであろう〟と推測したことが、いま現実になり始めているのです。

ひとつには、サラリーマンや主婦の早呆けが急増してきているという現象があります。四〇代の大手企業のエリート社員が１＋１もできなくなったり、五〇代の主婦が洋服の着方や味噌汁の作り方を忘れてしまうというようなことが現実に起こっています。

私はこういうことを言って、危機感を煽っているわけではありません。なんとかしてそうならないように歯止めがかけられないだろうかということを常に考えているのです。なぜ、体が大きくなったり、成熟が早くなったのかを考え、早くなったいろいろな要因を取りのぞいていけば、また少しでも正常な状態にもどせるのではないかというふうに考えているのです。このまま放っておけば、歯止めがかかるどころか、どんどんエスカレートしていく可能性があります。それを、みなさんにわかっていただきたいと心から願っているのです。

Ⅱ 食生活を改める

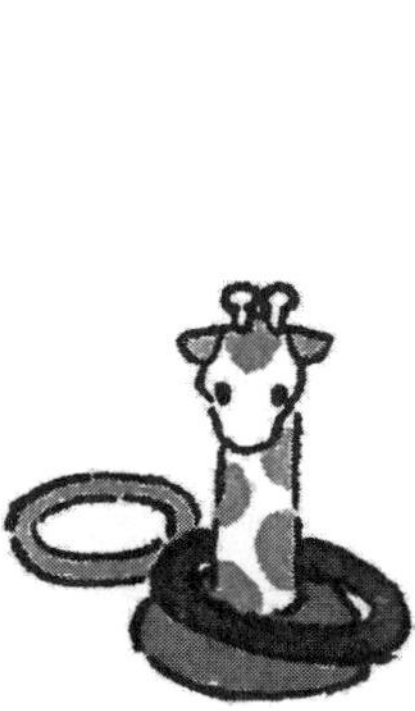

現代栄養学の落とし穴

当たり前の食生活とは

昭和五七年、日本テレビ取材班が、世界の三大長寿地帯といわれるパキスタンのフンザ、ソビエトのコーカサス、南米エクアドルのビルカバンバをまわって調査し、三〇名の百歳を越える老人に会って長寿の秘訣を探りました。その報告によると、長寿地帯の食事の特徴は①人工的な添加物のない自然食である ②新鮮な野菜を主体にした植物性食物で動物性脂肪をほとんどとらない ③低カロリー食である ④ヨーグルトなど酸乳をよくとる ⑤砂糖・食塩をほとんどとらない、ということです。とくにビルカバンバの食事の一日平均摂取熱量は一二〇〇キロカロリーにすぎなかったといいます。それにもかかわらずビルカバンバに栄養失調はみられなかったとのことで、この辺に現代栄養学の検討しなおさなければならない点が秘められているのではないでしょうか。

『椿姫』の原作者として知られ、また大変料理好きで『料理大辞典』なども書いているアレクサンドル・デュマは〝人は食べもので生きるのではない。消化されたもので生きるのだ〟と言っています。この言葉は、ともすれば見せかけの飽食に酔い痴れて、日本のよき伝統食文化を見失ってしまっている私達日本人への痛烈な警句といえるのではないでしょうか。

この頃の日本のお母さん達には母乳の出ない人が増えています。インディオの人達は妊娠七か月以降は食事を制限し、よく運動するよう習慣づけられているといいます。したがって生まれる赤ちゃんはおしなべて小さく、安産で、二三〇〇例の調査でも母乳の出なかった母親は皆無、異常分娩も一例しかなかったそうです。一年後にもかつての日本がそうであったように、九〇%の母親が母乳で育てているということです。まさに子育ては数値ではなく、自然の摂理を最優先すべきことがおわかりいただけるのではないでしょうか。そうしたところから現代日本の食生活のあり方を見つめなおしてみたいと思うのです。

第一章でも述べたように、日本の子ども達が、この三〇年ぐらいの間に急激に変わってきてしまったという現実があります。本来当たり前のことが当たり前でなくなり、当たり前でないことがあまりにも多くなってきています。子どもが大きくなりすぎていたり、本来大人より高くていいはずの体温が低かったり、アレルギー疾患や昔は見られなかった成人病にかかる子どもが増えたり、と不自然なことが多すぎます。私は、これは食生活が昔と大幅に変わってきていることに大きな原因があると考えています。当たり前の食生活が今の日本では失われてきているのです。

それでは、本来あるべき食事の姿とはどのようなもので、子どもには何を食べさせればよいのでしょうか。

生きもの全体を食べる

まず第一に重要なことは、子どもには〝食べもの〟以外の物を与えないということです。では〝食べもの〟とは何かということになります。これは人間以外の動物を見ればすぐわかります。動物は生きものしか食べていません。それが生きている形であれ、死んだ形であれ、とにかく生きものしか食べていません。生きものとはどういうものかといえば、必ず死ぬものです。死んだものは必ず腐ります。これが食べものの原点です。ですから子ども達にも第一に腐るものを与えればよいのです。そしてそれが腐る前に与えるということが大事です。いまは、いつまで置いても腐らない食べものが氾濫していますが、そういうものは、もはや食べものとはいえないのです。本来腐るべきものが腐らないということの不自然さを感じとっていただきたいものです。

また、生きものには、次の世代を生み出す能力があるという本質があります。植物なら芽が出てくる。動物なら子どもを生める。そういうものが生きものであり、すなわち食べものだということです。

米を例にとると、芽は胚芽の部分から出てきます。米の命の源である胚芽を取り除いてしまった米は、もはや生きものではありません。命のない米、すなわち白米を食べ続けることによって人間は健康を害してきたといってもよいでしょう。玄米ならば最も理想的ですが、七分づき米、五分づき米、あるいは胚芽米でもよいと思います。少なくとも芽が出る部分が残っている米を子どもに与えていただきたいと思います。

また、パンでも原料の小麦粉の中に発芽する要素の胚芽が含まれている全粒粉で作ったパンや胚芽入りのパンならよいでしょう。生きものの全体を食べること、つまり全体食ということが、重要なポイントになるのです。

魚でも、切身や刺身、かまぼこがそのまま泳いでいるわけではありませんし、子どもが産めるわけでもありません。そうすると、全体を食べられる小魚を子どもに与える方がよいということになります。大きな魚であっても全体が食べられるものであればまだよいと思います。たとえば新巻鮭などは頭も氷頭にして食べられますから他の大きな魚よりはよいでしょう。

肉についても同じことがいえます。肉食の歴史が古いフランス人は牛の脳も尻尾も食べますし、あばらの部分もリブステーキなどにして食べます。もちろんレバーも食べます。ドイツ人は肉を食べるだけでなく骨も砕いて骨髄をスープにして飲みます。ヨーロッパの人達は、このように牛一頭まるごとをうまく利用しているのです。生きものとしての牛全体を食べているわけです。

ところが日本人の場合は食べるのはほとんど筋肉に限られていますから、本当の意味での肉食ではありません。筋肉の部分は栄養的にも価値が低く、しかも、日本でもてはやされている霜降り肉などというのは自然に育った牛にはあり得ないものです。病的な飼い方をした牛の肉を、高いお金を出して有難がって食べているのがいまの日本人です。本来日本人は何を食べるべきなのか一考を要するでしょう。

土地、季節、年齢に合った食べものを

次に重要なのは子どもに〝ご馳走〟を与えるということです。〝ご馳走〟ということを、多くの方々は根本的に勘違いしています。〝ご馳走〟というのは字を見てもわかる通り自分の足

で自分の周辺にあるものを集めてきて、それをそのまま出すか、あるいは料理して出すというのが本来の姿です。けっして高いお金を出して、フランスから来たもの、中国から来たものを出すのがご馳走ではないのです。

春になってヨモギが芽ばえたら、つんできて草団子を作ってもてなす。夏にトマトやキュウリが畑に実ったら、もいできて出す。秋になって庭に柿がなったら、その柿を折って出す。それがご馳走の原点だと思います。そういうふうにしていれば食べものの種類はおのずから、かなり限定されてくるはずです。その土地、土地でとれるものの数はそんなに多くはないからです。

私は東京に住んでいますから、関東地方に住んでいる人達の食べるべきものはどういうものかを考えてみましょう。いまは地面はほとんどコンクリートで固められてしまっていますが、本来は豊かな土があり、木がおい茂って小川が流れている環境のはずです。少し足を伸ばせば海辺にも出られます。そういう中では、どんなものがとれるのかということを考えてみると、水、土、空気、日光などの自然の恩恵を受けたものとして、まず第一に植物が思い浮かびます。すべての動物は直接的であれ、間接的であれ、植物のおかげでその生命を全うできるのです。植物の中でも最も身近なのが野菜であり、その野菜の中でも色の濃いものほど自然の恵みを多く受けているといえます。ですからまず緑黄色野菜を多くとることを考えます。離乳食を始める時にも、野菜がとれるようになってから他の食べものを補助的に加えていけばいいのです。しかし、いまのお母さんの多くは、乳児期に野菜に先立って、粉乳や卵などを与えてしまいます。これが子どもの食生活を大きく誤らせるもとになるのではないでしょうか。本来、土や水に恵まれている我が国では、子どもの副食として野菜類を最優先すべきは論をまたないと思います。肉を過食する人は大病になりやすく、また肉をとりすぎると、いくら野菜をとってもその弊害は取り除けないことをしっかり認識していただきたいのです。

そして、次に私達が食べるべきものは、たわわに実る木の実や果物、海の恵みである小魚、海草、貝類などです。これらが私達関東人にふさわしい食べものです。このことは身土不二という仏教の言葉で説明することができます。身土不二とは、自分の体は、その土地に生かされているものであり、その土地と切り離しては考えられないものだから、土地が与えてくれるものを大切にとり入れ森羅万象に感謝して生きていくということです。

土地に合った食べものをとることとともに大切なことに、季節に合った食べものをとるということがあります。日本は四季に恵まれていますから、その季節に自然にとれるものを食べなければなりません。冬にトマトやキュウリを食べたりすることは、自然の理に反するのです。

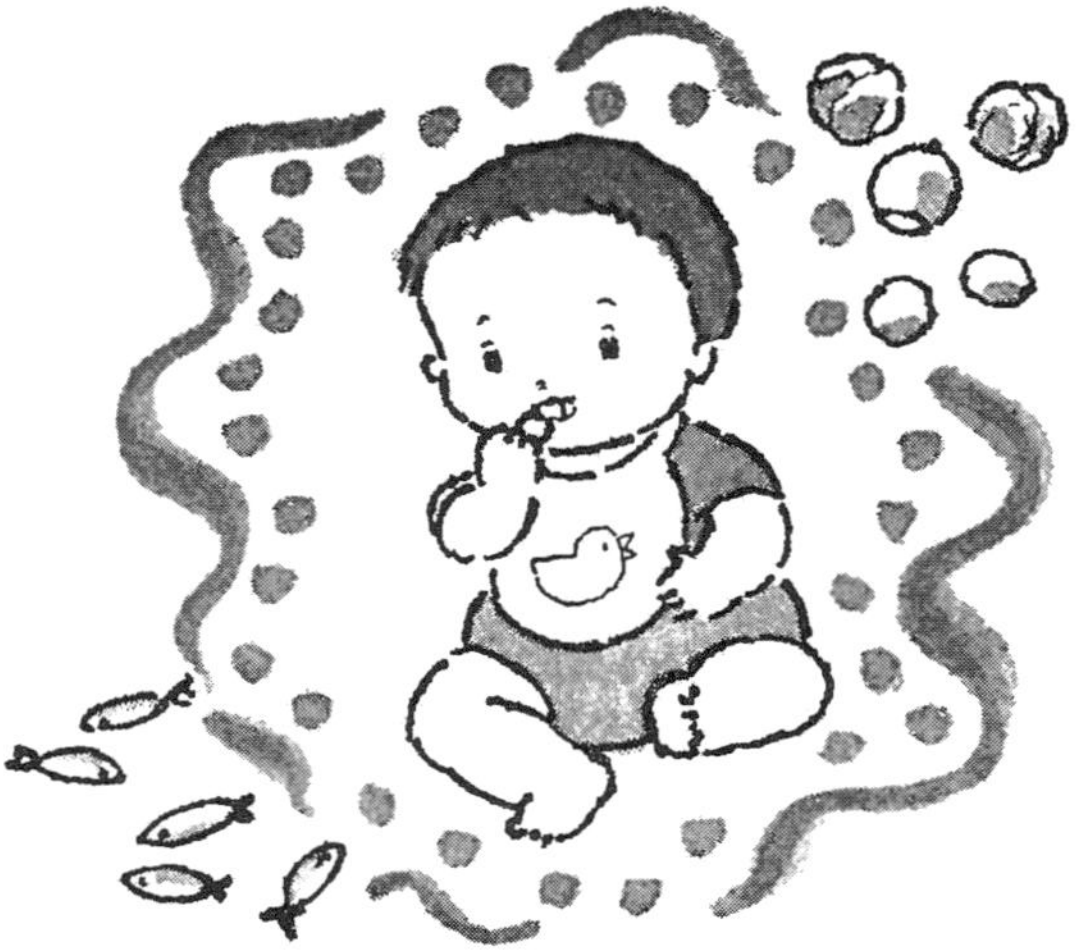

それからもう一つ、年齢に合ったものを食べることが大切です。自分でとることができるものを食べるのがよいのです。たとえばヨチヨチ歩きの一、二歳の子ども達は、おそらく昔は小さな虫をつかまえて食べたり、野草などをとって食べたりしていたはずです。そのくらいの子は木に登れませんから、果物でも完熟して落ちてきたものしか食べられません。ですから小さい子どもに熟さない木の実を与えるのはよくないということは、すぐわかります。

ある程度年齢が進むと、木登りもできるようになり、多少未熟なものでも食べてよいということになります。小さな鳥をつかまえることもできるかもしれません。しかし、それくらいの子ども達が牛をつかまえて食べたり、マクロやブリをつかまえて食べたりすることはできないはずです。

若くてたくましい男性ならば、野生の牛が出てきても倒せるかもしれません。それも鉄砲などを使って倒すのではなく、自分が作った弓矢や槍で倒せるのなら、倒したものを食べてもかまわないわけです。船を自分で作って遠くまで漕ぎ出して、マクロやブリをつかまえることができれば、それを食べてもよいということになります。体が衰えてきて、牛が出てきても戦えば負けるような年齢になったら、また、小さい子ども達が食べるようなものにもどっていけばよいのです。

こういう食生活を事実、三〇年ほど前まではみんながしていたのです。それが、いまでは食べたいものを食べたい時に年齢にかかわりなく食べられるようになった代わりに不健康な人が激増しているといえます。

栄養とは何か

土地と季節と年齢ということを、いつも念頭に置いて、しかも生きもの、腐るものの全体を食べていれば、それだけで十分なはずです。そこにあまり栄養学的な知識を持ち込まない方がよいのです。カロリーやタンパク質の多少や酸性食品とアルカリ性食品のバランスなどを気にし始めると、本当に大切なことが見えなくなってしまう恐れがあります。お母さん方も混乱したり、こういうものを食べさせなくてはいけないというような凝り固まった考えが出てきてしまう傾向があります。

厚生省も健康のためには一日三〇品目の食品を食べなければいけないなどということを言い出しましたが、私はむしろ逆に一日にとる品目は少なくてもいいと思います。その季節に、その土地でとれるものが限られていれば、食べる品目は少なくて当然です。その代わり季節の移り変わりにしたがって旬のものをとるようにすれば、一年の間にはかなり多くの種類の食物を口にすることが可能です。ところが一日三〇品目としてしまうと旬を無視した献立にせざるを得ない場合も出てきて年間を通じた場合、かえって貧しい食事になってしまうと思うのです。

いまは栄養ということをとてもうるさく言う風潮ですが、そもそも栄養というのはどういうものでしょうか。昔は栄養は〝営養〟と書いていました。かつては営み養うというものであったのが、いつの頃からか栄え養うものになってきてしまったのです。栄え養うというと、前に述べたような、子どもは大きく育てる方がいいという誤った考え方に結びつくような気がします。いまの栄養学はほとんど、栄え養う方に重点が置かれていて、人間本来の命の営みとはかけ離れたものであるといえるのではないでしょうか。

栄養といえば、どの食品にどれだけの栄養素が含まれているかということを数値で表わした食品成分表というものがあります。あれもよく考えるとあまり鵜呑みにできない部分があるのです。たとえば野菜のビタミンひとつとってみても、露地野菜とハウス栽培の野菜とでは値が全然違います。トマトの場合、露地栽培のものには一〇〇g中約二一mgのビタミンCが含まれているのですが、冬のハウス物では五mgしか含まれていません。ビタミンCについてだけいえば、夏に露地でとれるトマト一個と冬のトマト四個とが栄養的に等しいということになります。しかもハウスでトマト一個を育てるために石油が八〇ccも使われているのです。夏のトマト一個に相当するトマトを作るのには三二〇ccも石油が無駄使いされていることになります。そういう目で食品成分表を見ると必ずしも有用なものではないということがわかります。このように曖昧な資料に基づいて成り立っているのが現代栄養学だといえます。

また近頃、食品成分表の四訂版が出ましたが、三訂版とガラリと変わっている点がありま す。ひとつにはコレステロール値で、三訂版ではハマグリ一〇〇g中に含まれるコレステロールが二四五mgになっていますが、四訂版では、なんとわずか六九mgに減っています。カキは三訂版で三二六mgだったのが四訂版では七六mg、シジミでは三訂版で四七九mgが四訂版では一一五mgとそれぞれ減っています。つい数年前までは高血圧や高脂血症の人にはハマグリ、カキ、シジミはコレステロール値を高めるから食べてはいけないと指導していたはずですが、四訂版が出てからは逆にコレステロール値が低いからどんどん食べてよろしいということになってしまいました。

ですから数字だけを頼りにして栄養ということを考えていくのには限界があるということです。それよりも昔から食べ続けてきたものを昔のような食べ方でとるのが一番だと思うのです。先人の知恵に学ぶことの大切さを感じます。

たとえば、ワラビは発癌物質を含んでいるからあまり食べない方がよいなどということが言われ始めましたが、昔からワラビはアク抜きして食べるものだと決まっています。たしかにアクの中には発癌物質が含まれていますが、昔の人は上手にアク抜きをする方法を知っていたのです。

また魚の焼けこげで癌になるなどということも言われていますが、昔は魚をもっと黒こげにして今よりたくさん食べていたはずですが、そのために癌になったという話は聞きません。なぜならばよく噛んでいたからです。

こんな実験があります。魚の焼けこげを二つに分け、片方は水に浸し、もう片方は唾液に浸しておくと、三〇分後には唾液に浸した方は発癌物質が消えてしまうというのです。そのくらい、よく噛むということは大切なことなのです。

シジミについても、アノイリナーゼという物質が含まれていて、ビタミンB1を分解してしまうから食べない方がよいと書いてある本もありますが、それは加熱すれば消えてしまうものなのです。昔からシジミは必ず味噌汁などにして加熱して食べているのですから、そんなに心配する必要はないわけです。

昔の人はふぐの毒や毒きのこで、多くの人が命を落としながら、私達のために安全な食べものを残してきてくれているのです。そういう古くから伝わるものを大切にしていくことが健康にもつながると考えています。いたずらに新しいものにばかり飛びついてきた結果が子どもの体の脆弱化に結びついていると思わずにはいられません。

子どもの主食は水

さて、もうひとつ現代栄養学が見落としている大切なことがあります。栄養学で三大栄養素というと、タンパク質、脂質、糖質のことです。五大栄養素というとこれにビタミンとミネラルが加わります。それに水が加わると六大栄養素になります。私はよくお母さん方に「六大栄養素のなかでこどもの健康にとって一番大切な栄養素は何ですか」という質問をします。するとかなりの人がタンパク質と答えます。たしかにタンパク質は、いろいろな体の組織を形成していくうえに必要なものです。タンパク質のことをプロテインといいますが、プロテインというのはラテン語で〝第一の〟という意味です。そこで第一のという語源があるために、えてしてタンパク質を最重視する傾向が強いように思われます。体を大きくするためにはタンパク質が一番重要でしょうが、子どもの健康を守るという点からいえば、文句なく水が一番大切であるといえます。

もちろん、大人にとっても水は大切ですが、子どもと大人とでは体の組成が違って、子どもの方がずっと体の中の水分の量が多いのです。また、汗をかいたりして水分が放散される時、水分は体重の割合で失われていくわけではなく、体表面積の割合で失われていきます。ですから子どもの方が大人よりも水の失われ方がずっと大きいといえます。つまり当然水を十分に与えなくてはならないということになります。

水の大切さを示す例としてこんなことを考えてみてください。災害時に緊急に避難をした場合を想定します。その場合に水だけを持って逃げたグループ、食べものだけを持って逃げたグループ、水と食べものを持って逃げたグループ、何にも持たないで着のみ着のまま逃げたグループの四つに分かれたとします。この水と食べものはいずれもごく少量だという前提があります。それらのグループが救援を待っている場合に、どのグループが一番生き延びることができるでしょうか。

これは現代栄養学だけで単純に考えると、水と食べものを持って逃げたグループということになるでしょう。しかし、実際に一番生き延びられるのは水だけを持ったグループなのです。その次に生きられるのが何も持たないグループ、それから水と食べものを持ったグループ、最後に食べものだけを持ったグループとなります。

これはどういうことかというと、食べものを口にしてしまうと、それを消化吸収排泄するために、体の中の水が使われてしまうからなのです。ですから使われた水に相当するだけの十分の水があればよいのですが、ごくわずかな水しかないと、それを補給することができずに早く命を落すことになるのです。いろいろな遭難の記録を見ても水だけで生き延びた人達が数多くいます。そういう時、マスコミでは奇跡的に助かった、などという言い方をしますが、これは奇跡でも何でもなくて、当たり前のことなのです。何も食べずに水だけを飲んでいたから助かったのです。

このように大切な水ですから、子どもの主食は水であるといっても過言ではありません。健康な子どもの場合、いかに十分な水が貯えられているかが大切なのです。

健康な時の一日当たりの水の所要量は、体重一kgにつき、大人で三〇～五〇cc、小中学生で五〇～八〇cc、幼児で八〇～一〇〇cc、乳児では一〇〇～一五〇ccというふうになっています。もちろん、これには食事に含まれる水分も入っているわけですが、赤ちゃんは大人の三倍以上もの水分を必要としているのです。

水分をとるのが大切だということは病気の場合にも当てはまります。熱が出て汗をかいた時でも、けっして解熱剤を与えるのではなく、排出された分の水分を補えばよいわけです。下痢の時も下痢を止めることが大事なのではなく、失われた水分を足せばよいのです。吐いた場合も同様です。

生まれたての赤ちゃんでも原則的には水を与えてよいのです。ただし、赤ちゃんは三七度の羊水の中で育ち、生まれてからも三七度の母乳を飲んでいるわけですから急に冷水を飲ませるのは好ましくありません。そういう意味で生まれたての赤ちゃんには、生水は避けた方がよいのですが、かといって湯ざましである必要もありません。お酒の燗をするように三七度まで温めてあげれば十分です。府中病院長の巷野悟郎さんは生後半月もしたら、普通の水でよいとおっしゃっています。私は、いまは生まれたての赤ちゃんを実際には見ていませんから、少し幅をもたせて生後一カ月くらいしたら生水に切り替えるようにお話ししています。

いずれにしても栄養学の知識のみに振り回されることなく、身近な自然の恵みをうまく利用していくことが大切です。土、水、空気、日光の恩恵を受けて芽ばえてきたものを感謝していただくことが食生活の基本といえます。とくに子どもの場合は、自然の恩恵をいかに多く受けた食べものを与えるかによって食生活の基盤が定まり、一生の健康を左右するといってもいいでしょう。世の中には、この三〇年来、自然の環境にそぐわない食べものがあふれていますが、親は本当に子どもにとって良いものと悪いものを見分ける知恵をもたなければならないと思います。

食品添加物の影響

心をゆがめる食品添加物

最近は落ちつきのない子どもが増えているということがよく言われます。また、集中力のない子どもが多いとも聞きます。実際、私の診療所にみえるお子さんでも診療の順番を待つあいだ中、待合室と診察室を意味なく行ったり来たりしたり、並べてある本を手当たり次第に床に投げつけたり、突然小さい子どもを突きとばして泣かせてしまったりする子どもが増えてきています。また、そうした子どもの行動を母親が一向に注意しようとしないのです。かと思うと、部屋の一隅でじっとうずくまったまま動こうとせず、話しかけても何の反応も示さない子どももいます。

もう少し大きい子どもでは、いじめや暴力、非行などが社会的な問題になっていますが、その原因は学校教育や家庭でのしつけにあるという見方が一般的なようです。もちろん、教育で矯正できる場合もあるでしょうし、家庭のしつけの欠落から、そういう結果を生み出した場合もあるでしょう。しかし、ここ数年、学校の先生もお母さんも一所懸命になって対応している割には事態はあまり改善されていません。だとすれば何か他の要因があるのではないかというふうに考えなくてはいけないと思うのです。少々極端に聞こえるかもしれませんが、私は、食べものの中の薬品による慢性中毒が心のゆがみの原因ではないかと考えています。薬品といっても、もちろん医薬品の意味ではなく、食べものの中に含まれている人工的な化学物質のことです。つまり、食べもの以外のものを食べ続けることによって体だけではなく心の面もおかしくなってきているのではないかということを考えているのです。

バイクを乗り回しているような子達がスナック菓子とコーラを持ってたむろしている光景をよく見かけます。ディスコなどで食べたり飲んだりしている子もおおよそ似たようなものでしょう。そういう子ども達は、食事もファーストフードの店でハンバーガーなどですませ、緑の野菜など全く口にしていないはずです。そういうことを考えれば、いじめや暴力、非行が出てきても少しも不思議なことではないと思うのです。そこで教育やしつけだけでは解決できない心の問題も、食生活の改善という単純なことで解消される可能性があるのです。

これはアメリカのベン・ファインゴールドという人が、『なぜあなたの子供は乱暴で勉強嫌いか』という本の中で食品添加物がひき起こす症状として次のような特徴をあげています。

1　著しい過剰運動およびせかせかする。
2　衝動的な反抗。
3　興奮しやすい、感情にはしりやすい。
4　失敗や挫折感に対する忍耐力が低い。
5　長い間集中できない、物ごとにじっくりとりくめない。
6　極端に無器用である。
7　よい就寝の習慣がつかない。
8　ふつう又は高いＩＱをもつが、学校での成績は悪い……など。

このような症状がある子ども達に食品添加物を抜いた食事を与えるようにすると、およそ二週間くらいで症状が軽減するということです。ところが、もとの食事にもどすと二〜三週間でまた同じ症状が出てくるのです。

私もアレルギー性疾患、特に気管支喘息やアトピー性皮膚炎、アレルギー性鼻炎などの患者さんがみえた場合に、必ず食事を書き出してもらうようにしています。それを見ながら食事の切り替えを指導して経過を見ていると、病気が治る前にこちらが聞かないのにお母さんの方から「食事を変えたら、とても協調性が出てきました」とか「いい意味でおとなしく素直になりました」ということを言われることがしばしばあります。そのあとで喘息などの病気が治っていくというケースが多いのです。心の方が先に改善されて、あとで体がついていくという感じです。

着色料の慢性毒性

いまの日本では残念なことに、ごく普通に食事をしているだけで、かなりの量の添加物を体にとり入れてしまいます。厚生省で認可されているといっても、それは必ずしも安全だという意味ではないのです。

たとえば人工着色料についていえば、日本では昭和二二年から三二年にかけてタール系の着色料が二五品目許可になっていたのが昭和四八年以降は一一種類に減っています。これはどういうことかというと、許可後、動物実験によって危険性があるということがわかり、使用禁止となったからです。つまり、一七年間以上もさんざん使われたあと禁止になっているわけです。禁止の理由は表に示す通りです。これは逆にいえば残っている一一種類に害がないという保証は全くないし、今後禁止にならないとも限らないということです。

日本における食用タール色素の許可禁止状況

	昭和22年	27	28	32	37	40	41	42	45	46	47	毒性の内容（相磯ら：食品衛生事典による）
赤色　1号	○					×						肝腺腫，ときに肝癌
2	○											
3	○											
4	○						×					膀胱・肝臓の異状
5	○						×					肝退行性病変，肝硬変
101	○					×						肝腺腫，腎細尿管変化
102	○											
103	○									×		安全性検査不十分
104	○											
105	○											
106				○								
橙色　1号	○						×					死産増，脾臓充血増殖
2	○						×					成長阻害，肝変性など
黄色　1号	○						×					盲腸結腸の慢性増殖潰瘍
2	○						×					肝退行性変化
3	○						×					同上
4	○											
5	○											
緑色　1号	○							×				肝腺腫
2	○								×			実際にあまり使われない
3	○											
青色　1号	○											
2	○											
3			○		×							実際にあまり使われない
紫色　1号		○									×	使用されぬので禁止

吉田勉著『食品添加物』昭和59年より

もうひとつ問題になるのは実験といっても、着色料一つ一つについてにしか調べられないことです。加工食品には様々な色素を混ぜ合わせて使っているわけですが、相加作用や相乗作用の実験は全然されていないのです。ますます安全性についての保証はなくなるわけです。

近頃、野菜にまで着色してあるということが問題になりました。不自然に色鮮やかな野菜は、たいてい漂白剤で脱色してから色を付けているのです。野菜ばかりでなく、佃煮なども大きなメーカーのものは脱色をしてからきれいな色を付けています。ジュースなども同様です。

一〇〇％果汁の裏にあるもの

お母さん方は一〇〇％果汁というのに、非常に弱いということがあります。一〇〇％果汁なら安心だというイメージがあるのでしょう。

しかし、ちょっと考えてください。自分の家で果物だけを使ってジュースを作った場合、市販のものと同じ量が同じ値段でできるでしょうか。何かカラクリがありそうです。表示を見ても、けっしてみかん一〇〇％、りんご一〇〇％とは書いてありません。あくまでも果汁一〇〇％なのです。

りんごを例にとってみましょう。秋のうちに落ちた、肥料にするしかないりんごを、メーカーはタダ同然で買い占めます。そして、まず、それの色と匂いを抜いて、無色無臭のりんごの腐ったようなものにします。それから遠心沈澱にかけて八割くらい上澄みを捨ててしまいます。仮に、もとが一〇〇ccにあったとして、八〇ccを捨てれば、五倍に濃くなっているわけですから、五〇〇%果汁の素ができることになります。それに、また八割分の水を足せば一〇〇%果汁になるわけです。しかも水を足す時に色素でも香料でも何でも入れることができるのです。それが一〇〇%果汁といわれているものの正体です。

また、東京・西荻窪にあるホビット村の長本光男さんという八百屋さんが書いた本『みんな八百屋になあれ』（晶文社）のなかに、カゴメ食品と契約して加工用トマトを栽培している農家の話が出てきます。八ヶ岳高原にはそういう農家がたくさんあり、真っ赤に熟したトマトがまるでドーランのように農薬で真白にお化粧されて出荷されるということです。そしてそれは二〇kg七〇〇円以下という低価格だそうです。

農薬をたくさん使わなければならないのには、二つの理由があります。一つは運ばなければならない距離が非常に長いこと。もう一つは品質が悪いこと。腐る寸前だから農薬を大量にかけなくてはならないのです。その農薬を落とすためにメーカーではリンゴ酢溶液のプールにトマトを入れて洗いますが、その液がジュースに混り合わないという保証はありません。

いずれにしてもこういう現状にどこかで歯止めをかけなければなりませんが、とりあえずはお母さんが買わない、子どもに飲ませないようにすることがその第一歩になると考えています。

奇形児の増加

添加物や農薬をなるべくとり入れないように熱心にやっているお母さんがいる一方で、「そこまでしなくても」とか「みんなで食べればこわくない」というような風潮も蔓延しています。食品添加物ひとつを取り上げてみても、「自分が食べていて何ともないのだから大丈夫」という人が大部分でしょう。

しかし、添加物で問題になるのは急性の毒性ではなく、慢性毒性なのです。すぐに結果が現われるものではなく、一〇年二〇年、あるいはもっと先になって影響が出てくるものなのです。自分の体は何ともなくても次の世代、次の次の世代のことを考えていかなくてはなりません。奇形はこれから確実に増えてくると思います。

私は開業する前の一三年間、救急病院に勤めていましたが、無脳症を三例経験しています。二例は死産で、一例は数時間生きていたのですが、全く脳がないのです。頭蓋骨はあるのですが口がパックリ空いていて中には何もなく、脳底が見えていました。

ここに無脳症についてのデータがありますが、昭和二五年には一〇万人の出産で二、三例しかなかったのがこの三〇年間で相当な数になっています。前東大講師で、永年にわたり薬を監視する国民運動の会を意欲的に続けておられる高橋晄正さんが、どうしてこんなに増えたのか疑問に思って、いろいろなデータと照らし合わせてみると、許可されている食品添加物の数が増えるにつれて無脳児の発生件数もぐっと増えていることがわかりました。

はっきりしているのはAF-2の相関関係です。豆腐の殺菌などに使われた、AF-2が許可になった翌年に無脳児がぐんと増えているのです。つまり、許可になったAF-2が入った食べものを妊娠中の人が食べて、その影響が子どもの方に出たということです。このAF-2は後に禁止されたのはご存知の通りです。

生物学的に考えると奇形というのはその生物がもっともよく使っている器官に現われやすいものです。魚は泳ぎが主体ですから、ひれの部分に奇形が出やすいし、猿は樹上生活をしていますから手足に一番奇形が出る可能性が高いわけです。人間の場合は頭を使う動物ですから脳障害が出てきて当然です。

無脳症などよりもっとひどい、昔では考えられなかったような奇形もずいぶん出てきていま

食品添加物の年経過と無脳症(後期死産中)

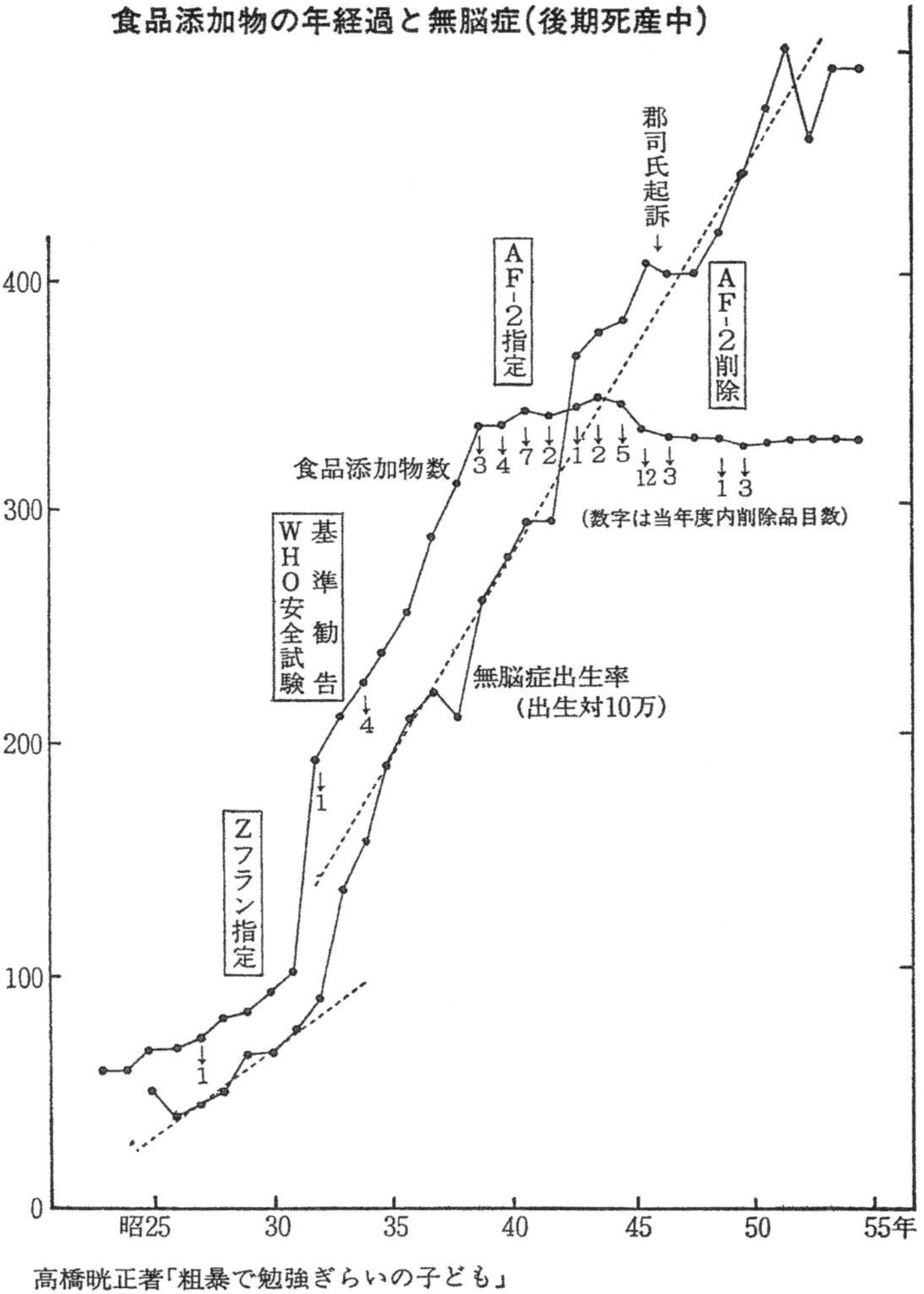

高橋晄正著「粗暴で勉強ぎらいの子ども」
(『薬のひろばNo.73、昭和59年7月』)より

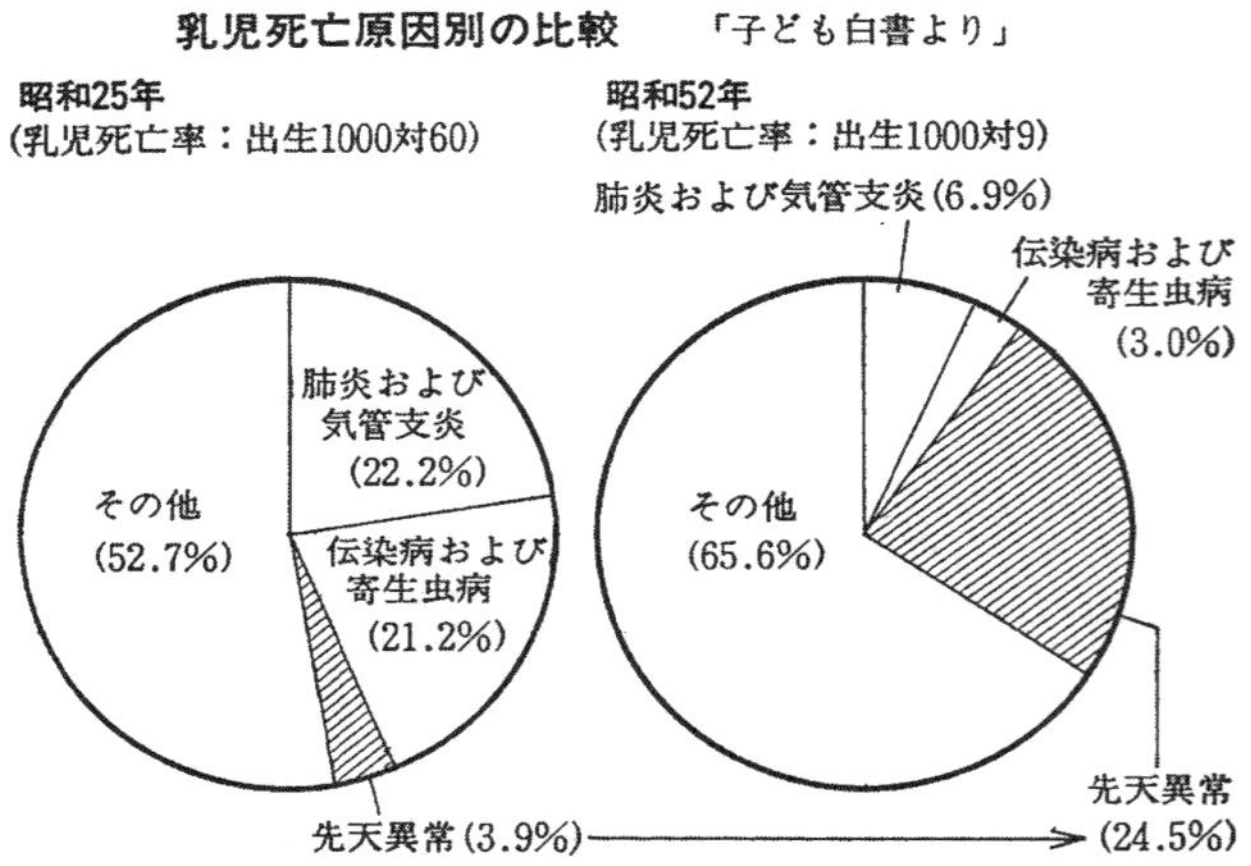

す。私も足が三本入れ違いにはえているような例も見ています。もちろん死産でしたが。

ここに先天異常が乳児死亡原因に占める割合を示した円グラフがありますが、昭和二五年では四％くらいだったのが二七年後の昭和五二年には二四・五％に増えています。現在はもっと増えていると思います。

ところが、最近は奇形が一般の人の目には入らなくなってきています。というのは、病院出産だと奇形児が生まれると死産として母親にも見せずに処理してしまうのです。

現在では自宅分娩が減って、近所との接触も昔ほどにはなくなっていますから、奇形児が生まれても人目に触れなくなっているのです。

ですから奇形児が増えているという実感がも

てないのも無理ありません。しかし、お母さん方が食品添加物がいかに恐ろしいかという認識をなるべく早い時期にもたなければ大変な事態を迎えることになると思います。いまでも、もうすでに遅いくらいなのです。

白砂糖の恐ろしさ

カルシウム不足が病気を起こす

食品添加物に負けず劣らず恐ろしいのが白砂糖です。私は、子どもに食べものだけを与えるようにして、けっして薬を与えないでください、と言いました。すると白砂糖や精製塩はどうでしょう。たしかにスーパーやデパートでは食品コーナーに置いてあります。

しかし、もし袋に表示がないとしたら、おそらく薬品コーナーに置かれてしまうでしょう。

私の家では白砂糖は全く使いません。以前は患者さんにもそう言っていたのですが、説得力がないので、いまは逆に「白砂糖は使ってもいいですよ。ただし薬として使ってください」と言うことにしています。たとえばマラソンなどしたあと、ゴールインしてから砂糖湯を飲むと疲れがとれますし、寒稽古のあとで、お汁粉などを食べると、すっきりします。このように食べてすぐ効果が出るのは、間違いなく薬です。食べものなら食べてすぐ体に変化が起こるということはありません。

ですから、そういう食べものではないものをとりすぎてはいけないのです。いまの子ども達は、あまりにも砂糖をとりすぎていないでしょうか。

中井履軒《りけん》という今から二百年前の人が『老婆心』という本の中で、砂糖について「児童のわきて好む味なれば、富たる家に此にてつくれるくだもの（菓子）たゆることなし（中略）けだし、児の病、疳、驚風（ひきつけ）、疳癆《かんろう》（脳膜炎）など、みな砂糖の滋潤よりおこるとしるべし。一家のあるじならば一家の内に禁をたてて砂糖を門内に入るべからず。」とその弊害を説いています。

現代では、薬の副作用の研究で博士号をとられた日大薬理学部教授の田村豊幸さんの研究からもわかるように、白砂糖は、それが消化吸収される過程で体内のカルシウムをどんどん失わせてしまう作用があるということが証明されています。たとえばジュース一本の中には白砂糖が二〇～二五グラムも含まれていますが、それを一本飲んだ場合に体から失われるカルシウムを補うためには何をどのくらい食べればよいでしょうか。ジュース二五〇ccに対して、牛乳なら七〇〇〇cc、目刺しなら一八尾もとらなくてはなりませんが、現実にはそんなに一度にとることはできません。それならばカルシウムが失われないような食生活をするしかありません。

ところが、実際の食生活はどうでしょうか。

最近の小学校の修学旅行に子ども達が持っていくお菓子に砂糖がどれくらい含まれているかを調査したデータがあります。それによると三日間の修学旅行で多い子は六〇〇グラム、平均二〇〇グラムの砂糖を持って修学旅行に出ています。ちなみに、これは昭和二一年度の年間消費量に相当します。このような糖分の過剰摂取が骨折や虫歯の多発を招いているのです。ここに三大成人病（癌、心疾患、脳血管障害）と砂糖の消費量との関係を示す明治時代からの統計のグラフがあります。これを見ても明らかなように、戦争中の砂糖が食べられない時が三大疾患の死亡率が一番少ないのです。栄養失調死はありましたが、成人病による死亡は少なかったのです。

以前、九州の竹熊宜孝さんというお医者さんが〝大平総理他殺説〟ということを言われました。大平さんは心筋梗塞で入院されていましたが、心疾患に砂糖が悪いということは、はっきりしているにもかかわらず小康状態の時にアイスクリームを召し上がったらしいのです。そして亡くなりました。ですから竹熊さんはそれは自殺だというのです。しかし、自分の家で食べたなら明らかに自殺ですが、病院で医師が管理しなければならないのに放っておいたので他殺だといえるという考え方です。そういう考え方からするならば、子ども達にジュースを際限な

三大成人病総死亡率と砂糖消費量の年次変化

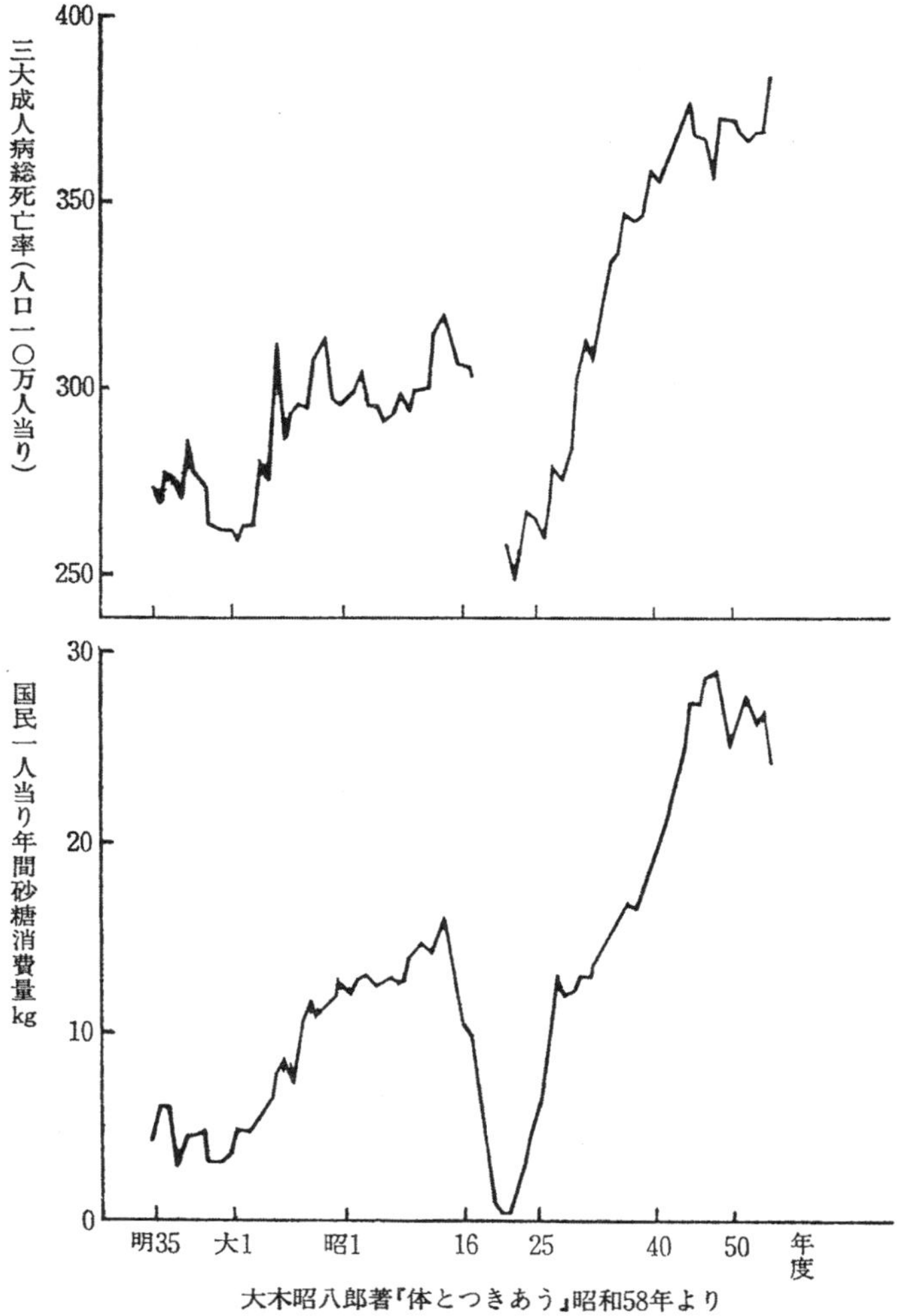

大木昭八郎著『体とつきあう』昭和58年より

く与えているお母さん方は、我が子の死期を我が手で早めているといえるでしょう。

また、砂糖は体に影響すると同時に心にも影響を及ぼしています。次頁に示したグラフは、非行少年の清涼飲料摂取状況を調べたものです。これを見ると、普通の子どもでも一日二、三本は飲んでいます。しかし、六本以上飲んでいる子は、全員が非行児です。なかには一日平均二〇本心飲んでいる子がいますが、こういう子は一日四〇〇〜五〇〇グラムもの砂糖をとっていることになります。これではおかしくならないわけがないでしょう。これは砂糖そのものの害ももちろんですが、ジュースでお腹がいっぱいになってしまって、他のものが食べられなくなり、非常にアンバランスな食生活になった結果が非行に結びついているとも考えられます。

甘味は自然のものから

さて、白砂糖がよくないということは、この頃では一般にもかなり浸透してきているように思います。料理学校の先生などでも三温糖をすすめる方が多くなりました。しかし、この場合問題にしなければならないのは砂糖の精製度です。白砂糖は九九％以上精製されていますが、三温糖というのは、白砂糖にもっと火を加えてこげ目を付けたものですから精製度には差がないのです。ですから健康によいからなどといって、三温糖を使うくらいなら値段が安いだけ白、砂糖の方がましだということになります。黒砂糖はたしかに精製度が低く、ミネラルも自然に近い状態で残っていますから少量とるのはよいでしょう。しかし身土不二ということを考えれば、たとえ黒砂糖であっても多くの日本人には必要ないものです。日本でも沖縄あたりでは砂糖きびがとれますから、その土地の人が食べるのはいっこうにかまわないのですが、わざわざ北の方の人が精製してとる必要はないのです。

非行少年の清涼飲料摂取状況

大沢博著「暴力をふるう中学生とその食生活」(『栄養と料理』昭和58年12月)より

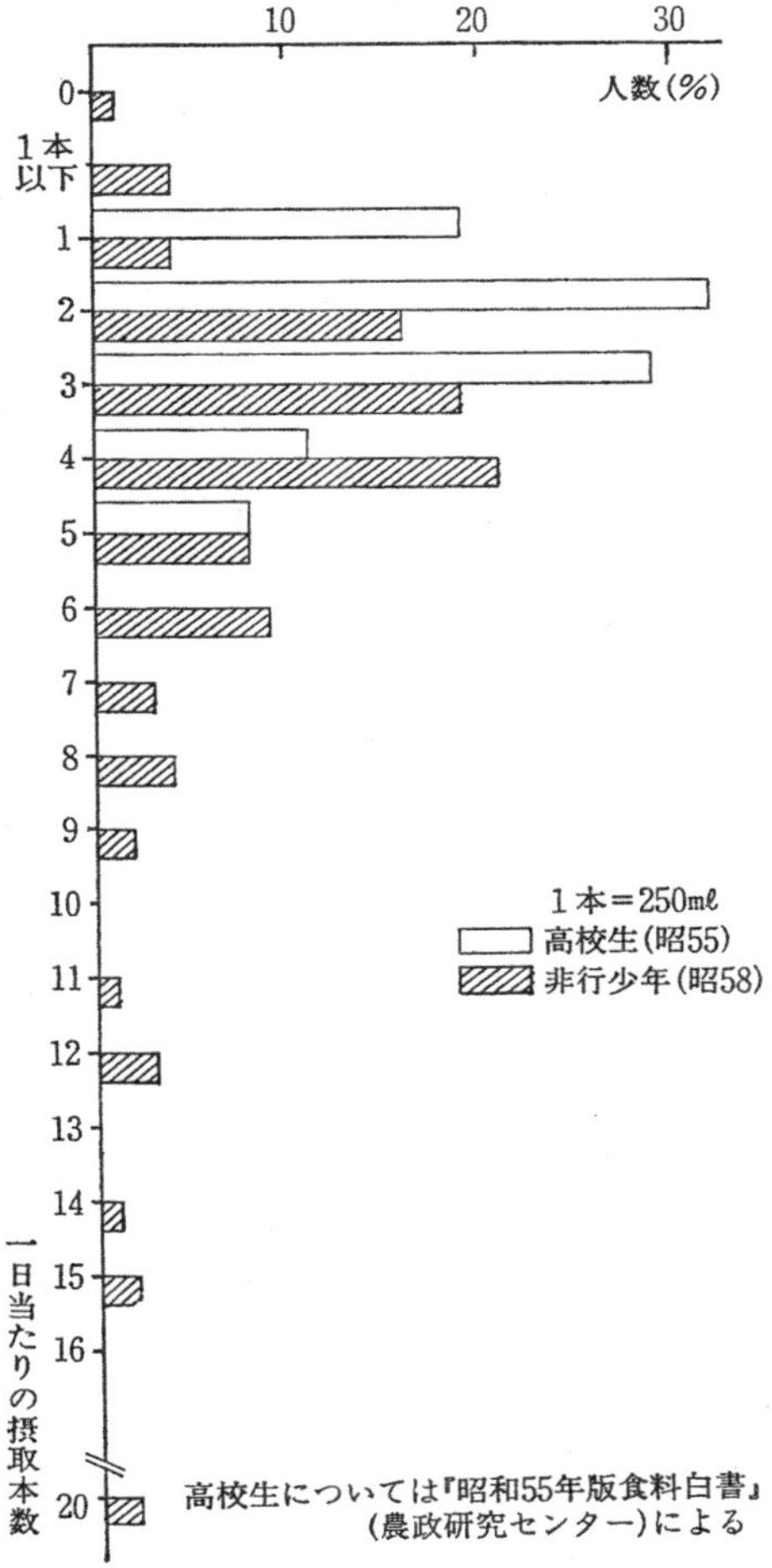

高校生については『昭和55年版食料白書』(農政研究センター)による

甘味は自然の食べものから十分とれます。玄米をよく噛んでいると、とても甘くなりますし、人参やかぼちゃなどの野菜を自然の風味を生かして調理すれば甘味が生きてきます。子どもには小さいうちから自然の甘味がわかるような食事をさせるように心がけていただきたいものです。

輸入食品の危険性

身土不二が大原則

何回も申し上げているように、食生活では身土不二ということが基本です。自分が住んでいる土地のものを自分で集めるということが大原則なわけです。流通機構は本来ないものだと考えます。縄文時代などは冬には四〇キロから六〇キロくらいは歩かないと、家族に食べさせることができなかったのです。そのことが結果として健康にもつながっていたはずです。

しかし、いま日本では身土不二を不可能にするような食糧政策がとられています。工業化がすすみ貿易も発達して経済性が重視されるようになった結果、農業は衰退し、食糧自給率は三〇%台にまで落ち込んでしまいました。

日本と同じような文明国で、食糧自給率が五〇%を切った国は三つあります。一つは古代ローマ帝国で、これは滅びてしまいました。もう一つはスイスですが、あの国は高地ですから条件が全く違います。最後の一つはイギリスです。イギリスの穀物自給率は一九三八年には二五・六%と極端に低かったのです。それが農業政策の見直しにより、一九七一年には六五%、一九八〇年には八八%と上昇、一九八一年には一〇二%と輸出国に転じています。

しかし日本は国際分業といって、もっと農業生産を減らす方向をとっています。米の輸入が始まったら自給率はもっと下がることになるでしょう。カリフォルニア米などは、日本の米よりもはるかに安いわけですから、たしかに経済性だけを考えれば、農業生産を減らして、工業製品を作って売ったお金で他国の安い輸入食品を買ったほうが効率がよいかもしれません。しかし、長期的な展望に立って、次の世代、次の次の世代のことを考えると、いったい日本はどうなっていくのだろうと、うすら寒い思いがします。身土不二という食生活の基本を失った人たちがけっして健康で長生きできるとは思えないのです。

いまや昔のままの本当の意味での自給自足の生活にもどすのは不可能ですが、それを原点として考えていくことはできます。まず自分の住んでいる狭い土地で野菜を作ることを考えます。しかし都会では自分で作れない人が大部分でしょうから次の段階として、近くの土地で他の人が作ったものを分けてもらうなり、店で買うなりすることを考えます。ところが、東京の場合は都内で作られたものだけでは都民全部にはとてもゆきわたりませんからまた次の段階を考えます。その場合に一気に範囲を広げるのではなくて千葉県や埼玉県や神奈川県でとれたものが手に入らないかを考えます。それでも駄目ならば静岡県や長野県にまで輪を広げる、というふうに徐々に遠くのものに手を伸ばしていくようにすればいいのです。それが現代における現実的な身土不二の形態であるといえるでしょう。ともかく身土不二という観点からみれば、輸入食品はできるだけとらない方がよいのです。

穀物や果物の残留農薬

それから輸入食品にはもう一つ重要な問題があります。残留農薬の問題です。果物にしても穀物にしても遠くから腐らせずに運んで来なければならないため、強力な農薬や殺菌剤、殺虫剤が使われています。国産の農作物の場合には規準値を超えた農薬が検出されれば出荷できませんが、輸入品については規制がないので事実上野放し状態です。

国産玄米と輸入小麦に使われている農薬の値を比較してみましょう。国産の玄米では、マラソン〇・一ｐｐｍ、スミチオン〇・二ｐｐｍが上限に定められているのに対して、輸入小麦では愛知衛生試験所の報告によると、最高値でマラソン四・五九ｐｐｍ、スミチオン六・四一ｐｐｍが検出されています。つまり国産の三〇倍から五〇倍もの農薬が使われていることになります。

しかも、これだけの農薬を使っても、船の外側の部分に積まれたものはかなり蒸れるので人間の食糧には適さなくなってしまいます。そこでそれを餌付猿に食べさせるのです。そういうものを食べた猿に、野生の猿には見られない手足の奇形が多発しているのは周知の通りです。次は人間の番だと誰しもが考えて当然でしょう。

さらにエチレンジブロマイドという農薬があって、これは何年か前にアメリカでは禁止された農薬ですが、禁止された時点で日本に輸出された小麦を調べてみると全体の九〇%からそれが検出されました。アメリカでは農地の一〇%程度にエチレンジブロマイドが使われていただけですから、普通に輸出していれば日本でも一〇%程度しか検出されないはずです。それが輸入小麦の九〇%から検出されたということは、汚染されている小麦を主として輸出用にまわしたということになります。このことでアメリカを責めるのは簡単ですが、日本も東南アジアに対して似たようなことをやっていることも知っておかなければなりません。また、どの国でも自国を守るため同様のことをしているのです。

主食となる小麦ですら農薬漬けなのですから、嗜好品であるバナナなどの汚染度には著しいものがあります。バナナで特に問題になるのはテミクという農薬です。これはスミチオンの二〇〇〇倍の毒性があり、どくろのマークがついた使用書には、この農薬が入っている箱を燃やして出る煙を吸っても危険であると書かれています。フィリピンで作られているバナナの八五%は日本に輸出されているそうですから、日本人のためにフィリピン農民が被害を被っているといってもよいと思います。また、そういうバナナを食べる日本人の体にも影響があるはずです。この頃では学校給食などでも、ようやくバナナをやめようという動きが出てきています。子ども達の将来を考えれば、当然のことではないでしょうか。

〝国産品〟は安全か

さて、それでは〝国産〟という表示がありさえすれば安全かというと、必ずしもそうではありません。先年、ジエチレングリコールが輸入ワインから検出されるという事件がありましたが、あの時国産ワインにもその物質が混入していました。つまりビンは国産でも、中身はオーストリア産のワインだったのです。

しかし、これは違反でも何でもなくオーストリアから原料で仕入れておいて甲州で詰めれば甲州ワインとして通用するわけです。

輸入食品の場合は、それと同じことがどんなものについてもいえます。山菜は原料を韓国や中国から輸入していますが、そのほとんどが倉庫代を浮かせるために横浜などの港にそのまま積んでおかれます。野積みにしておくためには、もちろん農薬が大量にふりかけられていいます。そういう山菜を東北へトラックで運んで現地で詰めれば〝東北産の山菜〟ということになるわけです。そば粉もほとんどがカリフォルニアなどからの輸入ですが、荷上げするとすぐ信州にトラックで運び、袋詰めして信州そばとして売られています。

私たちは、そういう現実を知り、できるかぎりの防衛をしていかなくてはならないと思います。貿易摩擦がますますひどくなるかもしれませんが、消費者が輸入食品を極力買わないようになればそういうことも少しずつ減ってくるのではないでしょうか。とくに子どもには産地のわからないもの、袋に入ったものを与えないようにしたいものです。

農産物の汚染

虫喰い野菜でもいい

野菜を作っている農家では消費地へ出す野菜と自分の家で食べる野菜とをはっきり分けて作っています。自家用の野菜には農薬をあまりかけないのです。しかし、そのことで農家だけを責めることはやはりできないと思います。虫が少しでもついているような野菜を出荷しようものなら、たちまち送り返されてしまうからです。農家の人達は虫のついた野菜の方が体にいいとわかっていますが、一般の消費者はそういう野菜を嫌います。自分達が食べているものを出荷しても、送り返されるのなら、やむを得ず虫がつかないように農薬をかけるようになります。

農家では野菜が返品されるともう一度それを消毒しなおして再び出荷します。つまり流通機構を二回経ている農作物もたくさんあるのです。それでも変質しないような処理がされていて、あたかも新鮮そのものに見える姿で店頭に並んでしまいます。とろろ芋などは一晩どっぷりと漂白剤の中に漬けて白くしてから店に出されています。漂白剤に漬けるとアクも抜けてしまいますから、すりおろしてもサラサラしていて変色もしません。これも消費者が白いものを望んでいるからです。消費者の方が、少々虫がついていても形や色が悪くても安全な方がいいのだという考え方をするようになれば農家や業者の対応もだいぶ違ってくるはずです。

さらにもう一つ大事なことは、なるべく近くのものを食べるという姿勢が消費者の間にできてくれば、農薬をそんなにたくさん使わなくても変質の心配などなくなってくるのです。

ですから生産者や企業、政府だけを責めないで私達消費者一人一人が、自分達の姿勢を見つめなおすことが大事なのではないでしょうか。いま当たり前だと思っていることを問いなおしていく作業が必要でしょう。野菜には虫がついていないのが当たり前なのか、不自然なほどきれいな色の野菜が当たり前なのか、もう一度当たり前ということを考えなおさなくてはならないと思います。そして消費者の頭が、当たり前にもどった時に自然の形のもの、もとの形のものがどのお店でも当たり前に買えるようになるでしょう。

汚染される肉と魚

日本の場合、本来は肉食民族ではないということは先に述べました。日本人の体にとって肉はそれほど必要なものではありません。しかし、現代のように食生活の洋風化がすすみ、肉が日本人の食卓と切り離せないものになっている以上、その安全性についても一通り触れておかなければならないでしょう。牛、豚、鶏などの動物が、いかに間違った飼い方をされているかということも知っておく必要があります。

牛を例にとってみると、本来、牛の食べものは牧草のはずですが、いま日本の牛の多くは牧草など食べてはいません。輸入した小麦やとうもろこしでできた合成飼料や濃厚飼料を食べているのです。輸入小麦がどれだけ汚染されているかについてはすでに書いた通りですが、そういうものを常に食べている牛の肉はどうかということをよく考えなければならないと思います。また、食べたものが乳の質に影響するのは当然のことですから、そういう質の悪い牛乳を子どもに与えたらどうなるのかということを念頭に置いておかなくてはなりません。

豚はうす暗い工場のような所に飼われていて、そこで一生を過ごします。しかも一頭当たり七〇センチ四方くらいのスペースしかないのです。一日何回か、上についているスプリンクラーから消毒液が舞いおりてきます。飼料はベルトコンベアで運ばれて来ますし、便もすぐに処理されますから、まさに養豚工場です。もちろん日光には全く当たれません。屠殺場に引かれていく時一時間か二時間日光に当たるだけです。そういう飼い方をされた豚は当然弱くて、病気がどんどん出てきます。人間ならば、病気の子どもだけを治療しますが、豚は密飼いしているからできません。そこで健康な豚にも一緒に抗生物質を与えてしまいます。飼料の中へ抗生物質を入れてしまうのです。これは牛でも鶏でも同じことです。

弱い親から生まれる子は、やはり弱く、産道を通る時に細菌感染によって死んでしまうケースが増えています。そのため、豚でも帝王切開で出産するようになってきました。

さらに、豚の場合、本来は一三本のはずの肋骨を品種改良によって一六本から一八本に増やしています。そうすると胴が長くなって可食部分が増えるからです。胴が長くなった豚は立っていられないので、犬のようなお座りをしています。

鶏では密飼いに都合のいいように嘴や爪を切ったり、羽根のない鶏をつくったりしています。さらに驚くべきことに、四本足の鶏までつくっているというのです。これは企業秘密で公にはなっていませんが現実に四本足の鶏が卵を生んでいるということです。四本足の方が二本足よりも安定していて、卵を産む時に有利らしいのです。一生の間に卵を産める量は決まっていますからペースを早めてどんどん産ませてしまおうという発想です。当然飼料にはホルモン剤や抗生物質が入っており、そうしてできた卵の栄養的価値や安全性には疑問を持たざるを得ません。

汚染されているのは家畜ばかりではありません。昔から日本人の食生活と密接な関係をもっている魚も養殖ものが増えるにしたがって安心して食べられるものが減ってきました。家畜同様、密飼いされていて抗生物質漬けになっています。ハマチなどその最たるもので、養殖業者は、けっして自分の所のハマチは食べないとはっきり言っています。

こうして動物や魚、何もかもが不自然な飼い方をされ、不健康になっている事実をよく見すえ、何らかの歯止めをかけることを考えていかなくてはならないでしょう。

母乳で育てる

粉ミルクでは弱い子が育つ

人間はまぎれもない哺乳動物です。哺乳動物というのは、同種の乳をもって子を育てる動物のことを言います。生まれたばかりの人間の子が健康に育つために一番いい食物は、言うまでもなく母乳です。赤ちゃんに必要な栄養素が多すぎもせず少なすぎもせず、ちょうどよい具合に含まれているのです。

それに対して粉ミルクの原料は牛乳ですから、本来牛の子のためのものです。牛の子は人間の子よりも早いスピードで大きくなるために牛乳には母乳の約三倍ものタンパク質が含まれていて、人間の子の成長には適していません。しかも粉ミルクには三〇種類の食品添加物が許可されていますから、とても食べものといえるような代物ではないのです。とくに生まれたての赤ちゃんには絶対に飲ませて欲しくありません。

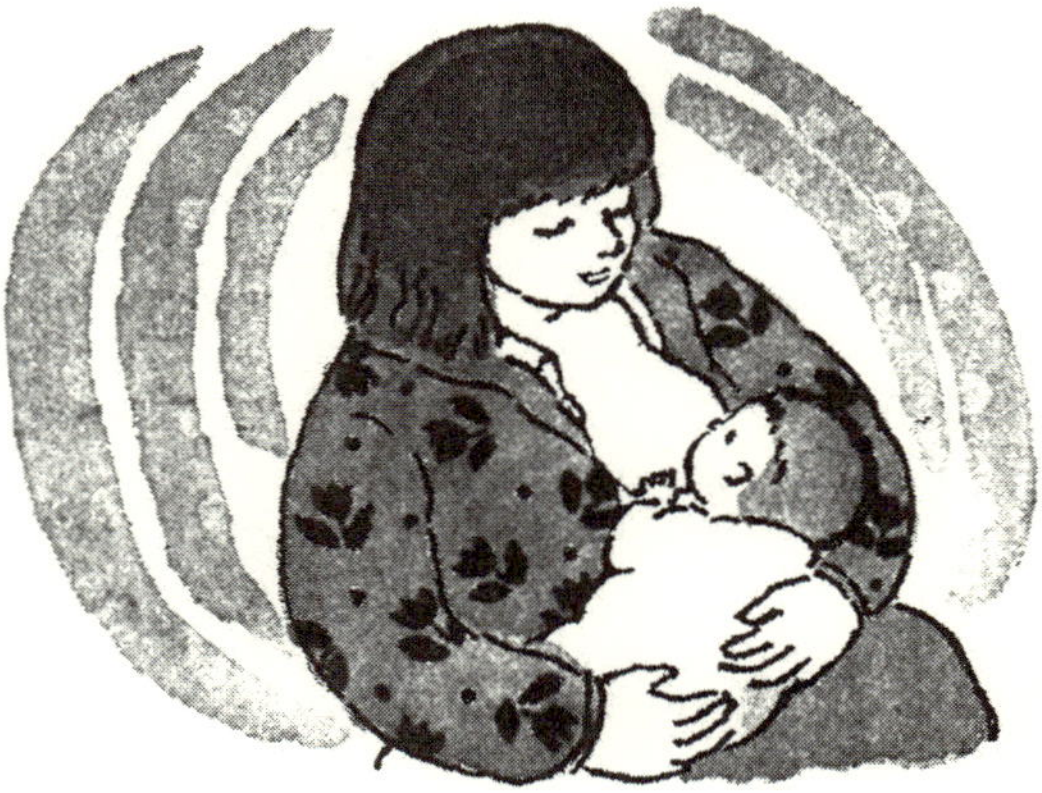

生後まもない赤ちゃんにみられる症状に幽門けいれんがありますが、これは母乳栄養児にはみられず、人工・混合栄養児にみられます。噴水状嘔吐と表現されるように、毎日頻回にまことにみごとに吐くのです。私はこれは、牛乳という異種タンパク、さらに厚生省が粉乳用に許可している三〇種類の食品添加物を排除するための防禦反応と考えています。ですから粉乳をやめ、母乳哺育に専念するのが本筋でしょうが、ともすれば、鎮吐剤などで嘔吐を抑えながら粉乳を続けているうちに、自然防禦力が失われていき、嘔吐しなくなっていくのです。この自然治癒力はベビーフード、さらに離乳後にはもろもろの食品添加物をとることにより、どんどん減弱していってしまうのです。

また母乳には免疫グロブリンという免疫物質が含まれています。生下時には母乳一cc中に五〇ミリグラムの免疫グロブリンAが含まれていますが、五日後には五〇分の一くらいに減ってしまいます。ですから初乳を飲ませないということは赤ちゃんにとって非常にマイナスになるわけです。粉ミルクには、もちろん免疫物質は入っていませんから、人工栄養児は母乳栄養児に比べて病気にかかりやすく、しかもそれが重くなりやすいのです。愛育病院名誉院長の内藤寿七郎さんは人工栄養児の乳児死亡率は母乳栄養児の二〇倍であると言っておられます。

人工栄養児の突然死というのも増えています。粉ミルクを飲ませて寝かせつけ、しばらくして気づいた時にはもう亡くなっていたというような不可抗力としかいえない死亡があります。原因はよくわかっていませんが、急激で予期できない死、突然死は、人工栄養児に多いことから、おそらく免疫機能の問題だろうといわれています。そういう点からしても母乳を選ぶべきだと思います。

さて、母乳をいつまで飲ませたらいいかという問題がありますが、他の哺乳動物をみてもわかるように子どもが自立するまでは母乳を与えるというのが鉄則です。人間の場合は一人立ちができて直立歩行ができるようになり、同時に離乳食が完了するまでは母乳をずっと与え続けていただきたいのです。母乳は離乳食がすすむにしたがってその成分が変化し、肥満がセーブされていくという性質をもっています。それを途中でミルクに替えると体重がどんどん増えていってしまうのです。粉ミルクの場合は始めから単一調乳で、同じ濃さですから、離乳期の子どももミルクだけを飲んでいる子どもも同じものを飲んでいることになります。ある程度離乳食がすすんで、他の食べものをとるようになったらその分粉ミルクのカロリーを減らさなくてはいけません。

もう一つ問題なのは、母乳を止めてから、フォローアップミルクとかステップミルクとかいう粉ミルクを飲ませているお母さんが多いのですが、これも全くおかしなことです。一人歩きできるようになったら母乳も粉ミルクも一切必要ありませんし、まして一人歩きする前に母乳を止めて粉ミルクに替えなければならない理由は全くありません。そういうことが、肥満や食べもののアンバランスにも結びついてくるのです。

その他、母乳の良さとして忘れていけないのは自然に咀しゃく力がつくということです。咀しゃくは歯がはえてから始まると思っているお母さんが多いのですが、赤ちゃんは生まれた時からすでに噛むことを始めているのです。その時に噛む対象がお母さんの乳首であるか、哺乳ビンの乳首であるかによって、離乳期までには咀しゃく力に大きな差がついてきます。お母さんの乳首から母乳を飲むのには赤ちゃんは顎の力を精いっぱい使いますが、哺乳ビンの乳首はやわらかく、努力しなくても飲めてしまうのです。最近よく噛めない子が増えていることが問題になっていますが、乳児期を粉ミルク→ベビーフードというパターンで過ごしてきていれば、それも当然のことでしょう。

母乳は心の栄養にもなる

母乳を語る時に体の面のことだけを言うのは片手落ちです。体への影響より、むしろ赤ちゃんの心理面により大きい影響力をもっているように思われます。

赤ちゃんはお母さんの子宮の中でぬくぬくと育ってきて、突然全く環境の異なった外界に生まれ出たわけですから、そのストレスがどのくらい大きいかは容易に想像がつきます。その場合に、お母さんがそばにいて母乳を十分にあげられたら、赤ちゃんはどんなに安心することでしょう。

アメリカのコーネル大学でこういう研究報告が出されています。母乳で育てている新生児を二つのグループに分けて、片方には母親の心音をカセットテープで聞かせておき、もう片方には何も聞かせないで搾った母乳だけを与えておきました。すると、心音を聞かせなかったグループは出産の翌日から生後四日目までに一日平均二〇g体重が減っているのに対して、心音を聞かせたグループは四〇g増えているのです。栄養価もカロリーも全く同じなのに、母親の心音を聞くか聞かないかで体重の増え方に差が出てくるというのは、栄養学上は説明はつきませんが、心理的要因がいかに大切かということの証明でしょう。

また、岩手医科大学の畠山富而さんらは、猿の赤ちゃんを三つのグループに分けて研究した結果を報告しています。一つのグループは普通に母集団で母親が抱いて母乳を与えて育てさせました。残りの二つのグループは母親から離して粉ミルクを与えたのですが、片方のグループには医局員が直接与えてやり、もう片方のグループには哺乳ビンを差しっぱなしにしておきました。その二つのグループをある一定期間哺育してから母集団にもどしたところ、もうすでにその時点で二つのグループとも母集団に入れなくなっていたそうです。その場合二つの顕著な反応を示したといいます。一つは自閉的傾向を持ち、檻の隅の方に行ってうずくまったりする反応、もう一つは攻撃的になり、凶暴になる反応、と両極端な反応をみせたということです。しかも哺乳ビンを差しこんでおいた方のグループは生殖本能も失われ、性行為もできなくなってしまったというのです。このことからも新生児期の母乳哺育と母子接触がいかに大切かということがわかります。どうか赤ちゃんの心の健康のためにも是非母乳で育てていただきたいと思います。

母乳が出ない時

さて、母乳の良さはわかってはいるものの、いざ母乳だけで育てようとすると、出なかったり子どもが飲まなかったりで挫折してしまうお母さんも多いことでしょう。母乳で育てたい人は増えているにもかかわらず、実際にそれがかなわないのはどうしたことでしょうか。

なぜ母乳が出ないのかということについて、母乳相談をしている助産婦の山西みな子さんは妊娠後半期の動物性タンパク質や脂質のとりすぎが原因だと指摘しています。本来の日本人の食生活に合わないような食べものを食べすぎていることが、母乳分泌を阻害しているのです。日本人に合った食べものである穀物や野菜を中心にした食事を妊娠の後半期にもとっていれば母乳は難なく出るはずです。

赤ちゃんが生まれてから三日間にお母さんがとった食品の種類と母乳の分泌との関係を調べたデータによると、東京の場合には約五〇種類の食品をとっています。それに比べてグアテマラやメキシコでは二〇種類、インディオは一〇種類くらいしかとっていません。日本の中でも東京の方が種類が多く、山梨や山形は少なくなっています。食品の種類の少ない所ほど、またタンパク質を少なくとっている所ほど母乳の分泌率が高くなっています。インディオの調査では、二三〇〇例中母乳の出ない母親というのは皆無です。しかも九〇％の人が満一年後も母乳で育てているのです。

日本では分泌率がずっと低いうえに継続していかないということがあります。初めは母乳が出ていても三カ月くらいで出なくなってしまうケースが多いのですが、それも食べものの誤りや過食によって内分泌系にストレスが加わり、分泌を阻害しているのだろうと考えられます。

最近の日本のお母さん達は妊娠中はおなかの子どものためにと乳製品や卵や肉をたくさん食べ、生んでからは母乳の出をよくするためにとまた食べる、ということを当たり前のようにしています。これが全くの逆効果なのです。自然の摂理にかなったことをしていれば、ちゃんと丈夫な子が生まれ、母乳もうまく出るはずです。

〝小さく生んで大きく育てる〟と昔からよく言われますが、これは言葉のあやで、小さく生んで普通に育てるということが大切だと思います。小さく生むためには当然妊娠後半期に動物性タンパク質や脂質を控えなければなりません。それを逆に過食すると子どもは大きく育ちすぎてしまい難産にもなり、母乳の分泌も悪くなるというわけです。

人間以外の動物で帝王切開をしなければ子どもが生まれないとか母乳が出ないとかいうことがあるかどうかを考えてみればわかるように、自然に近い生活をしていれば何も問題は生じてこないのです。いまの世の中ではかなり意識的に〝自然〟に近づける努力をしないと、どんどん不自然な方向に流されていってしまいます。

もう一つ母乳育児を阻む不自然な要素をあげますと、大切な乳房を包むブラジャーが自然の素材でできていないということです。乳腺の中に繊維が入り込んでしまうという心配もありますが、それよりも生理的に自然なものではないということの方が問題です。化繊のものを身につけることによって分泌機能はかなり阻害されるだろうと思われます。山西みな子さんは乳首は一日八回から十回呼吸しているとおっしゃっていますが、それは何も母乳が出始めるようになってから呼吸が始まるというのではなくて、妊娠期間中もずっと呼吸しているのです。ですから妊娠中および授乳期間はとくに食事ばかりでなく衣服にも気を配ることが必要だろうと思います。

さて、これまでお母さんの側の問題をいろいろと指摘してきましたが、母乳で育てることができにくくなったのは、あながちお母さんのせいばかりでもないようです。というのは、生まれた直後に産院でいきなり粉ミルクを与えられてしまったとか、乳児検診に行った保健所などで発育が悪いから粉ミルクに切り替えるように言われたという経験をおもちのお母さんも多いはずで、安易に粉ミルクをすすめる医者の側にも問題があると思われるからです。

しかし、そういう時でも母乳育児をあきらめることなく、食事を野菜中心の低カロリーのものに切り替え、とにかく気長に何回も乳首をふくませるなどの工夫をしてください。赤ちゃんを生んだお母さんなら誰でも必ず母乳は出るのです。

牛乳は必要ない

牛乳は牛の赤ちゃんのための飲みもの

学校給食は明治二一年に、山形の鶴岡小学校から始まりましたが、実際に一般化されたのは戦後の昭和二一年のララ物資放出の頃からです。この頃からカルシウム補給のためにと日本の子ども達は一日一本の牛乳を飲むようになりました。つまり、今日まで約四〇年間牛乳をとり続けてきたことになりますが、その結果、果たして骨折や虫歯が減ったでしょうか。答えは否です。加えて近年では、いわゆる〝牛乳アレルギー〟による病気も増えてきています。子ども達が毎日飲んでいる市販牛乳の多くはカルシウムたっぷりの健康によい食品ではないのです。むしろ、子どもの健康を害するものであると私は考えています。次に私の考える四つの問題点をあげてみましょう。

まず第一に人間は哺乳動物であり、哺乳動物とは同種の乳をもって子を哺育する動物のことです。これが哺乳動物の鉄則です。牛が馬の乳を借りて育ったり犬が猫の乳を借りて育ったりということはあり得ません。ですから人間にとっての牛乳というのは生物学的にいって根本的に間違った食品であるというのが前提としてあります。牛乳のことをお母さん方に話す時、私は「牛乳は、とてもよい飲みものだと思います」と一回肯定したうえで、「ただし、それは牛にとっては、ということです。しかも牛の赤ちゃんにとっては、とてもよい飲みものだということです」とつけ加えます。牛の赤ちゃんでも、成長して草をはめるようになった時、もう一回お母さんのオッパイを吸うでしょうか。けっして吸いません。人間でも同じです。一度母乳を与えるのをやめてから再び与えることはありません。自分の母乳すら飲ませないのに、どうして牛の乳を与えなくてはならないのかということを考えてみる必要があります。

日本人には牛乳を消化する力がない

二番目には、牛乳は多くの日本人にとっては身土不二ということからはずれたものだということです。牛乳というのは本来牧畜民族の飲みものです。牧畜民族は肉食が主体で、肉に不足しているカルシウムを補うために牛乳を飲むのです。牛と共に生活している人達は、牛乳をうまく利用できるような酵素を体の中にもっています。牛乳の中の固型分中、もっとも多い成分である乳糖を分解するラクターゼという酵素が、牧畜民族では大人になっても保持できているのです。ところが日本人の場合には、だいたい二歳から四歳くらいの間に、ラクターゼはなくなってしまいます。つまり、日本人には牛乳をうまく利用する力がないということになります。しかし、日本人がこのまま牛乳を飲み続けていくと、およそ二千年から三千年すれば、ラクターゼは身についてくると言われています。ですから将来の日本人のことを考えて飲むならともかく、現在に生かそうとして飲むには、やはり問題があるのではないかと思います。日本人でもヨーロッパと同じような気候風土の北海道や信州の高原地帯などの牧場がある所に住んでいる人が飲むのならまだいいでしょう。

栄養価の低い市販牛乳

三番目は、市販されている牛乳の問題です。牛乳の成分中で一番体によいのは、他の食品からもとれるタンパク質やカルシウムなどではなく、乳酸菌です。この細菌は、牛乳から一番効率よくとることができます。世界の長寿地帯のコーカサスやビルカバンバでは、その土地の温度で自然に牛乳を酸化させたヨーグルトを飲んでいます。自然の牛乳を自然に発酵させたものだから健康にとてもいいのです。

牛乳の中にある細菌の、およそ八〇％くらいは体によいもので、二〇％近くは無害無益のもの、残りの一％以下が体に悪い細菌なのですが、その悪い菌がどうしても流通の過程で混入してしまいます。その中でも一番熱に強いのが結核菌ですが、それを殺すためには六二度から六三度くらいの低温で二〇分か三〇分消毒すれば十分なのです。それ以上加熱すると体によい菌まで殺してしまうことになります。そういう牛乳を低温殺菌牛乳といいます。外国の牛乳はほとんど低温殺菌牛乳です。牛乳をタンパク源やカルシウム源にしている国の人々は、ほとんどが低温殺菌牛乳を飲んでいるのです。

ところが日本では低温殺菌牛乳はわずか二％で、九八％は高温滅菌牛乳です。しかもその中にはLL、LLLなど常温保存が可能な流通機構を主体に考えたものもあります。さらにそれを均質化してあります。本来牛乳は、置いておくと、乳脂と乳清に分かれていくものですが、均質化しているので、分かれません。均質化してあると飲みやすくて、保存がきくのですが、均質化した食べものなど本来あり得ません。食べものというのはすべて異質の部分が混り合ったもののはずです。牛乳に限らず均質化した食べものは好ましくないのです。

アレルギーの原因となる牛乳

さらに四番目として、最近増えているアレルギー性疾患の原因として、卵や大豆とともにあげられているのが牛乳です。たしかにこれらは昔に比べてずいぶんたくさん食べるようになっていますし、それと共にアレルギー性疾患が増えているのは確かですが、私はそれを単にアレルギーの問題だけでは片付けられないように思います。

アレルギーというのは子どもの側の素因が大きな因子になってくるのですが、その素因がこんなに短期間で急に変化するとは考えにくいのです。病気の増え方があまりにも急激だからです。

むしろ、アレルギー症状といわれているものには、もっと外的な要素がからんでいるのではないかと思われます。牛乳でいうならば、先にあげた三つの問題点がより重要になってくるように思われます。アレルギー専門医である東京医大の松延正之さんも牛乳はアレルギー症状のない全く健康な子どもの場合でも一週間に一日か二日飲めば十分だとおっしゃっています。

野菜・海草からカルシウムをとる

さて、それでは、日本人は何からカルシウムをとればよいのでしょうか。日本はヨーロッパとは緯度が違い、野菜、海草類に恵まれています。緑の濃い野菜や野草、海草には、カルシウムだけでなく、各種のミネラルがバランスよく含まれているのです。

牛乳には一〇〇g中一〇〇㎎のカルシウムが含まれていますが、野菜や海草には、それ以上のカルシウムが含まれています。小松菜二九〇㎎、大根葉二七〇㎎、こんぶ七六〇㎎、ひじき一四〇〇㎎、煮干し二二〇〇㎎となっています。牛乳に頼らなくても日本人が古くから食べているもので十分な量のカルシウムがとれるのです。

カルシウムが足りなくなると、体に影響が出てくるだけでなく、精神面にも悪影響を及ぼします。日本では栄養学の知識がない頃から、〝野菜不足は情緒不安定〟ということが言われていました。昔の人達は子どもの性格をよくするために野菜類を絶えず食卓にのせていました。土から生まれ、自然の恩恵を受けたものをとっていたのです。

ところが、いまの子ども達に決定的に不足しているのが緑の濃い野菜です。よくお母さん方が、うちの子は野菜を食べないで困るということを言われますが、そういう偏食の原因は、ほとんどの場合、子どもの方にはなくて、ふだんから母親が与えていないことにあるのです。

私は離乳食の指導をする時に、子どもにとって一番大切なものは緑黄野菜であり、まずそういう大切なものを食べられるようにたってから他のものを加えていってくださいとお話するようにしています。そうやって赤ちゃんの頃から野菜の味に慣らしておけば、あとになって野菜嫌いになるということはまずありません。もし偏食になってしまっても他のおかずを出さないで、野菜だけを出すようにします。子どもが食べなかったら強制をしないで黙って下げます。いまのお母さん方は「食べなさい、食べなさい」と言うことが多すぎて、子どもの方も食事の楽しみが失われてしまいますから黙って下げます。次にまた同じものを調理しなおして出します。食べなかったらまた下げます。九食、これを続けると、ほとんどの子どもが野菜を食べ始めます。他に食べるものがありませんから、三日間でお腹がすくわけです。しかし多くのお母さんは、子どもが野菜を食べないと、それをひっこめて他のものを与えてしまい、ますます野菜嫌いにしているのです。昔は兄弟も多く、食べるものも乏しくて、お母さんが出したものを食べるよりほかなかったので、偏食は少なかったはずです。いまは食べものがあり余っていることによって子どもが偏食になっているように思います。そして野菜を食べなくても牛乳さえ飲んでいれば大丈夫だといったお母さん方の誤った考えも子どもの偏食を助長しているように思われてなりません。牛乳に頼らなくても丈夫な子は育つのだということを胆に銘じておいてください。

学校給食を見直す

季節と風土を無視した献立

学校給食もいろいろな問題をはらんでいます。私は一昨年、田無市の中学校給食検討委員を勤め、現在は武蔵野市の中学校給食検討委員を勤めさせていただいていますが、いまの給食の献立にはあまりにも疑問点が多いのです。

まず四季を通じてカロリーをはじめ栄養素の変化がないことです。明治の食養家、石塚左玄は〝春苦味、夏は酢のもの、秋辛味、冬は油と心して食え〟と言っています。四季の変化に富む日本にあって年間を通じて画一的な高カロリー、高タンパク、高脂質の食事をとっていれば体重増を招くのは必至であり、これが肥満、ひいては子どもの成人病などの一因となっているものと考えられます。

同じことが緯度の差を無視した献立にもいえるでしょう。九州の学校給食と北海道の学校給食に何ら差が認められないのです。その端的なあらわれが〝全国統一給食の日〟などという愚かしい企画です。第一回目の〝カレーの日〟はまだしも、第二回目の〝郷土料理の日〟とはどうしたことでしょうか。故郷を離れ都会に出た人がそこで自国の食べものを口にする時、初めて〝ふるさとの味〟といえるわけでしょう。本来ならば毎日味わっているはずの郷土料理を食べる日をことさら設けなくてはならないところに、伝統食文化の崩壊を認めないわけにはいかないと思います。

過日、三か所の小学校給食を視察したのですが、たまたま三校とも〝栗ごはん〟でした。その取り合わせが一校は〝すまし汁〟でしたが二校は何と牛乳だったのです。ごはんとパンと牛乳とシーフードの缶詰と海苔というすさまじい献立すらあり、子どもたちもそれにさほどの異和感を感じていないのです。ごはんにシーフードをまぶし、それをパンにはさんで食べている子もいました。味付けも概して調味料を多用して濃いものが多く、これではとても素材そのものがもつ味はわからないと思いました。

また、ある学校給食の集いの時に以前先生をしていた方が話してくださったこんな例もあります。まだ在職中のこと、中学一年生の男子が、給食のソースをとるたびに、みごとに吐いてしまうのだそうです。その子のお母さんは料理が大好きで、野菜にはこのソース、魚にはこのソースと全部手作りをしていたのです。小学校は私立で給食はなく、生後一二年にしてはじめて糊料など食品添加物のかたまりである袋入りのソースを口にし、自己防禦反応として本能的に吐いていたのです。問題は吐いているその子にあるのではなく、平気で食べられるようになってしまっている残り全員にあると思います。

危険な食器

学校給食は、内容ばかりでなく、その入れ物である食器にも大きな問題があります。形も素材も、洗いやすさや配膳のしやすさをまず第一に考えられたもので、全く子どもの立場に立って考え出されたものではありません。形は何もかも一緒に盛れるランチ皿のようなもので、大きいので持ち上げて食べることは難しく、どうしてもいわゆる犬食いにならざるを得ません。それに加えて先割れスプーンを使っていますから、ますます食事のマナーなど身につくはずもありません。

私が給食検討委員を勤める武蔵野市では、昨年、先割れスプーンをやめて箸にしようということで、人数分の箸を用意しました。ところが、給食の現場から、管理する場所がない、洗うのに時間がかかる、などの理由で反対され、その計画は宙に浮いてしまいました。それでは子ども達が各自で洗って管理すればどうかという意見も出ましたが、今度は母親達が、子どもが洗うのは大変、忘れる子もいる、洗い方が悪くてばい菌がついたらどうするか、などの理由で反対をしました。結局何千人分かの箸は、武蔵野市に保管されたままになっていますが、何ともおかしな話です。大人達が子どもの自主性の芽を摘んでしまっているのは残念なことです。

次に食器の素材ですが、素材の多くは、メラミン樹脂という合成樹脂を使っています。一部ではアルマイトを使っている所もありますが、大半は軽くて持ち運びしやすいメラミン樹脂製です。このメラミン樹脂は機械で洗う過程でどんどん薄くなって色が変わってきます。変色するのではなく、厚さが変わることによって色が変わるのです。しかも合成洗剤を使っていると、食器の傷の中に洗剤が入りこんでしまい、それを子ども達が食べてしまうことになります。合成洗剤で洗った食器に熱い食べものや、油や酢を使った食べものを入れると、傷の中の合成洗剤が溶け出してくるのです。とくに子どもの好むマヨネーズは危険です。その点、アルマイトの方が安全性は高いのですが、重いので作業をする人に負担がかかることになり、あまり普及はしていないようです。

東北のある小学校では、林業をしている親が子ども達のために木で食器を作って使わせているそうです。ランチ皿のようなものではなく、お椀や皿が別々になったもので、子ども達も喜んで使っているといいます。そして、六年間使った食器を卒業の時には一人一人が持っていくのです。これは子どもの人数が少なく、親が協力的だからこそ実現できた幸福な例だとは思いますが、多くの学校でもこれに似たことができないかどうか検討してみてもよいのではないでしょうか。

給食の果たす役割

このように学校給食は多くの問題をはらんでいますが、一概にその存在を否定しきれない面もあります。一部には弁当にした方がいいという意見もありますが、そうなると、いまよりもっと悪い食事をしなければならない子どもが出てくる可能性があるのです。いまでも東京都では給食費を滞納する人の方が多い学校もあります。そうした人達が給食費と同じ費用で弁当を持たせたら、給食より内容が悪くなるのは目に見えています。安いもの、しかも悪いものと知っていても子どもに持たせなければならない人もあるわけです。

また、経済的には恵まれていても、子どもの食事にあまり関心を払わないお母さんも多く、朝食もろくに作らないお母さんがきちんとした弁当を作れるとは思えません。遠足の時の弁当も作らずに出来合いのホカホカ弁当などを持たせるお母さんが増えているという現実があるの

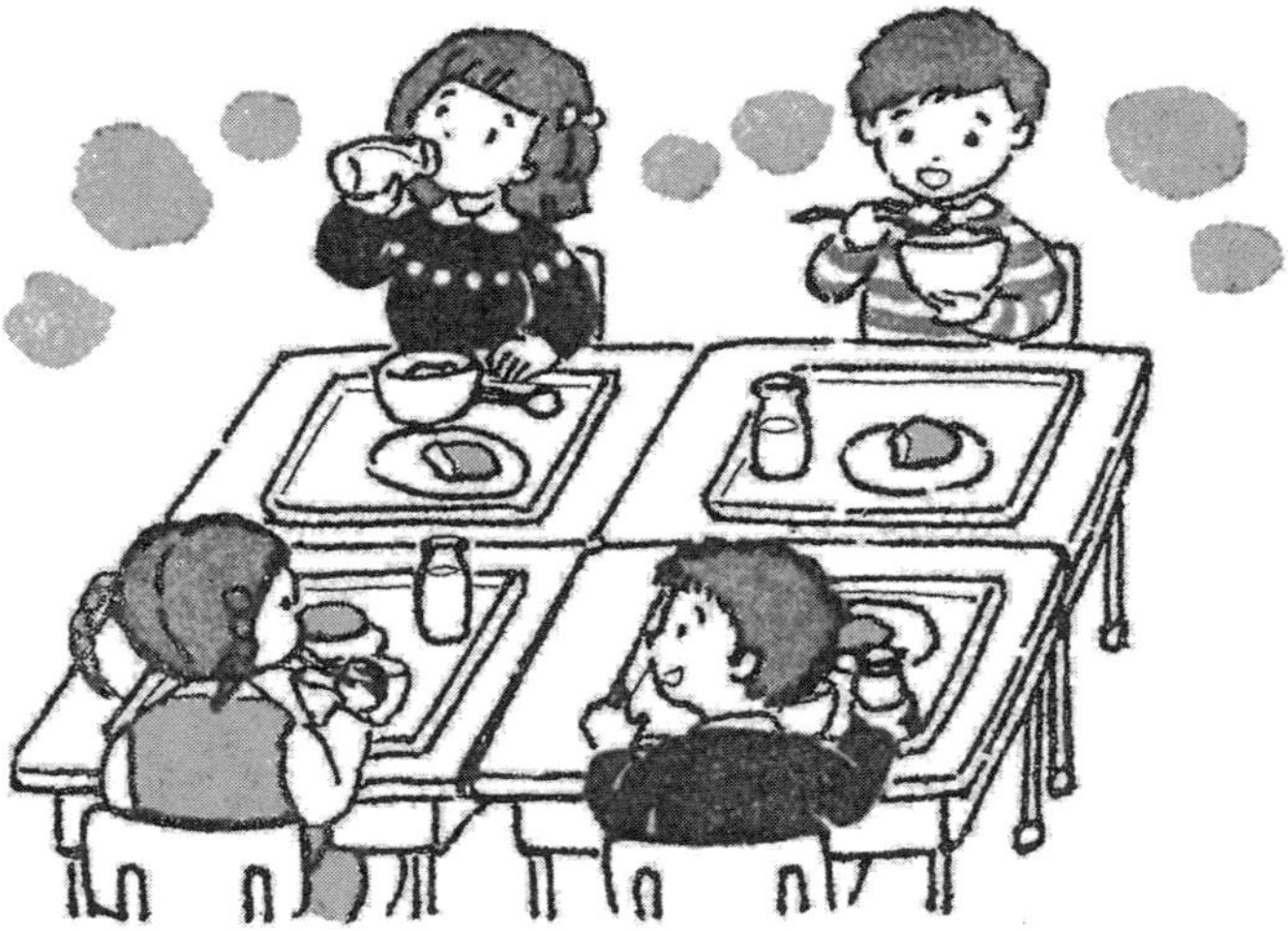

です。
私はカロリーにこだわることに否定的ですが、ある程度はカロリーを考えることも必要です。いまは給食へのカロリーの依存度は非常に高くなっています。朝食をきちんととって、給食のカロリーを減らしていく形が本当は望ましいのですが、極端な場合は朝食抜きで、二食分を学校給食に求めているケースもあるのです。
私は本当は子ども達には手作りのお弁当が一番いいと思っています。しかし、こうした現状を考えると、いまある学校給食をなるべくよいものにしていくことが重要になってくると思います。
いま外食産業は学校給食を徹底的に調べています。将来社会人になる子ども達が何を好んで食べるかを徹底的に研究して、学校給食の献立をいくらかグレードアップしたものをメニューとして採用しているのです。そういう意味でも学校給食は大きな社会的責任があるといえるでしょう。

こうした状況のなかで親にできることは、まず第一に子ども達が学校に入るまでの食育をきちんとすることです。おかしなものを拒否するような正しい味覚と体をもった子どもに育てることです。先ほどの給食のソースを吐いてしまうような子が増えてくれれば、学校給食を見直すきっかけにもなっていくだろうと思います。

Ⅲ 生活全体を見直す

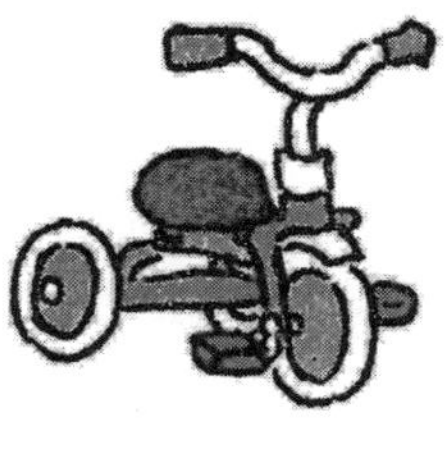

早寝早起き

子どものリズムを大切に

人間のリズムには、太陽や月、地球の自転に左右される天然の周期である、日周期、月周期、年周期と、人間によって後からつくられた週周期とがあります。そのなかで、人間の健康に最も重要な意味をもつのが日周期、一日のうちでの生活リズムです。

人間は、あくまでも昼行性で、昼間活動する動物ですから、朝は日の出とともに目をさまし、夜は日の入りとともに眠りにつくというのが基本的なリズムといえます。先年『ブッシュマン』という映画が話題になりましたが、あのような未開の人達ほど自然に近い生活をしています。それに比べて文明が進歩していればいるほど自然からかけ離れた生活になっています。とくに最近は、そのかけ離れ方の度合いが非常に強まっているのではないかということを感じています。大人の場合には夜勤の人もあったりして、社会的なものが加味されてきますから、ある程度はやむをえませんが、子どもまでをそういう大人のリズムに巻きこんでいるのではないかと思うのです。子どもが小さければ小さいほど人間の基本的なリズムに近い形で生活しなければなりません。

子どものリズムは生まれて外界へ出てから、徐々に形成されてくるわけですが、まずは生活に密着している呼吸とか、母乳を吸う吸啜反射のリズムができてきます。その後生後六週間くらいまでに、脈拍や尿の排泄のリズムが形づくられます。

睡眠のリズムについていえば、生まれたての赤ちゃんはほとんど寝ていますが、九週目くらいから覚醒相がつくられてきて、だんだん一日の後半に目覚める時期が移っていきます。一六週くらいからは睡眠と覚醒のリズムのサイクル数が減少してきて、目覚めている時間も少しずつ増えてきます。およそ一歳半くらいで二相性のリズム、つまり睡眠覚醒、睡眠覚醒というリズムができあがり、日中は昼寝だけですむようになります。そして、五、六歳になると大人と同じ一相性のリズムパターンになっていき、昼寝も必要なくなってきます。

そういう子どものリズムに合わせて、一日の生活がコントロールされていれば、健康が保持できるといえます。その場合、最も重要なのは昼と夜のリズムの基本である早寝早起きということです。早寝早起きをするかしないかによって健康に大きな影響が出てくるのです。

夜型の生活は病気をつくる

ある大手鉄鋼メーカーで、午後八時から翌日の午前四時まで働く夜勤の従業員の健康状態を調べたところ、夜勤者は正常時間帯に働く人に比べて、勤務時間は同じであるにもかかわらず、高血圧、胃潰瘍、十二指腸潰瘍、不眠症などが目立って多かったということです。とくに胃潰瘍、十二指腸潰瘍は、昼勤者のほぼ三倍でした。また、昼間勤めているふつうのサラリーマンの勤務時間帯を夜に二時間ずらすと、それだけで有病率が二倍にはね上がったという報告もあります。宵っ張りの朝寝坊という生活がいかに人間の体にとって負担になるかということがよくわかります。

大人ですらこうですから、子どもが夜型の生活にずれこんだ場合、有病率はもっと高まるだろうと考えられます。

私が以前講演に行ったある保育園で、三歳から六歳の子ども達の五〇%以上が夜一一時以後の就寝時間だと聞いて驚いたことがあります。また、国立栄養研究所の江指隆年さんを中心にしたグループが〝子どもの生活リズムと食生活〟というテーマで調査をしたところ、東京都の小学生で夜一〇時以後に就寝する子どもが九二%を占めていたそうです。こういうことは昔では考えられなかったことです。

私は、お母さん方に「早寝早起きが理想ではあるけれども、いきなり早寝早起きにもっていかなくても、とにかく早起きをさせるだけでもいいから、そうしてください」と話していきます。家庭のいろいろな事情で、早寝は難しいとしても、朝早く起こすことを続けていれば、次第に就寝時間が早くなってくるはずです。ところが、お母さんが早起きさせずに放っておくと、宵っ張りの朝寝坊が子どもの頃からの習慣になって、一生それがつきまとうことになります。つまり病気がちな大人にならざるを得なくなります。

早く起きて体を動かす

ただ単に朝早く起きて、夜早く寝るだけでは、あまり意味がありません。朝早く起きてから登校や出勤をするまでの時間をどうすごすかということが重要な意味をもってきます。

人間にとって活動性の高い昼の生活を形成してるのが交感神経で、夜の沈静した生活を支配しているのが副交感神経です。朝早く起きた時には、まだ副交感神経が優位にはたらいている状態で、活動性の高い生活に入るのには、およそ二時間必要であるといわれています。ですから、逆にいうと学校や仕事が始まる二時間前には起きていなければならないということになります。そうしないと授業にも対応できないし、保育園の生活にもなじめないということになるのです。

そして、その二時間の間に、活動性を高めるようなことをしなければなりません。それには方法が二つあります。一つはエネルギーを補給すること。もう一つは活動することによってエネルギーの代謝率を高めることです。ただ単に起きているのでなく、昔の子ども達がしていたように、外に出てラジオ体操をするとか、縄とびをすることが大切です。ジョギングでもキャッチボールでもいいと思います。あるいは家事を分担をして、体を動かすのもよいでしょう。玄関を掃くなり、布団をあげるなりの単純な労働を子どもに継続してやらせるといいと思います。いまのお母さん方は子どもにあまり家事を手伝わせなくなりましたが、それが子どもの健康にはマイナスの要素になっていることを知っておく必要があります。

とにかく、お母さんは子ども達を早く起こして、家を出るまでに体を使って昼間の生活に対応できる状態にもっていけるように配慮して欲しいと思います。

食事のリズム

睡眠のリズムとともに重要なのが食事のリズムです。現在、大部分の日本人は三食で、朝昼晩の食事のとり方によって生活全体のリズムがコントロールされています。その食事時間がずれたり、食事の量が変わってきたり、食事に費やす時間が極端に短くなってくると、健康にいろいろな意味での悪影響が出てきます。

まず朝食ですが、早起きをしてすぐに食事をとるのは好ましくありません。運動や家事労働などをして、活動性を高めたうえで、朝食でエネルギーを補給するのが望ましいのです。そういう意味では三食のうちでも朝食が最も大切だといえます。

真珠王といわれた御木本幸吉さんは、朝食三、昼食二、夕食一という割合で一生を貫かれたそうです。ある人は〝朝食は王者のごとく、昼食は富者のごとく、夕食は貧者のごとくとれ〟といっていますが、これを子どもの場合にも当てはめていただきたいと思います。朝食をきちんととっておけば活動性が高まり、学校や幼稚園、保育園の生活にも適応できるのです。

三〇年ほど前までは家族全員がそろってゆっくり朝食をとってから、お父さんは仕事へ行き、子ども達は学校へ行くというのが当たり前のことでした。いまは昔と違って、お父さんやお母さん方の勤務時間も不規則になり、なかなか家族一緒の食事ができにくくなっているということはあるにしても、あまりにも乱れすぎてはいないかと思うのです。食事の面でも大人のしわ寄せが子どもに及んでいるのではないかと思います。朝ゆっくり食事時間がとれずに食べ

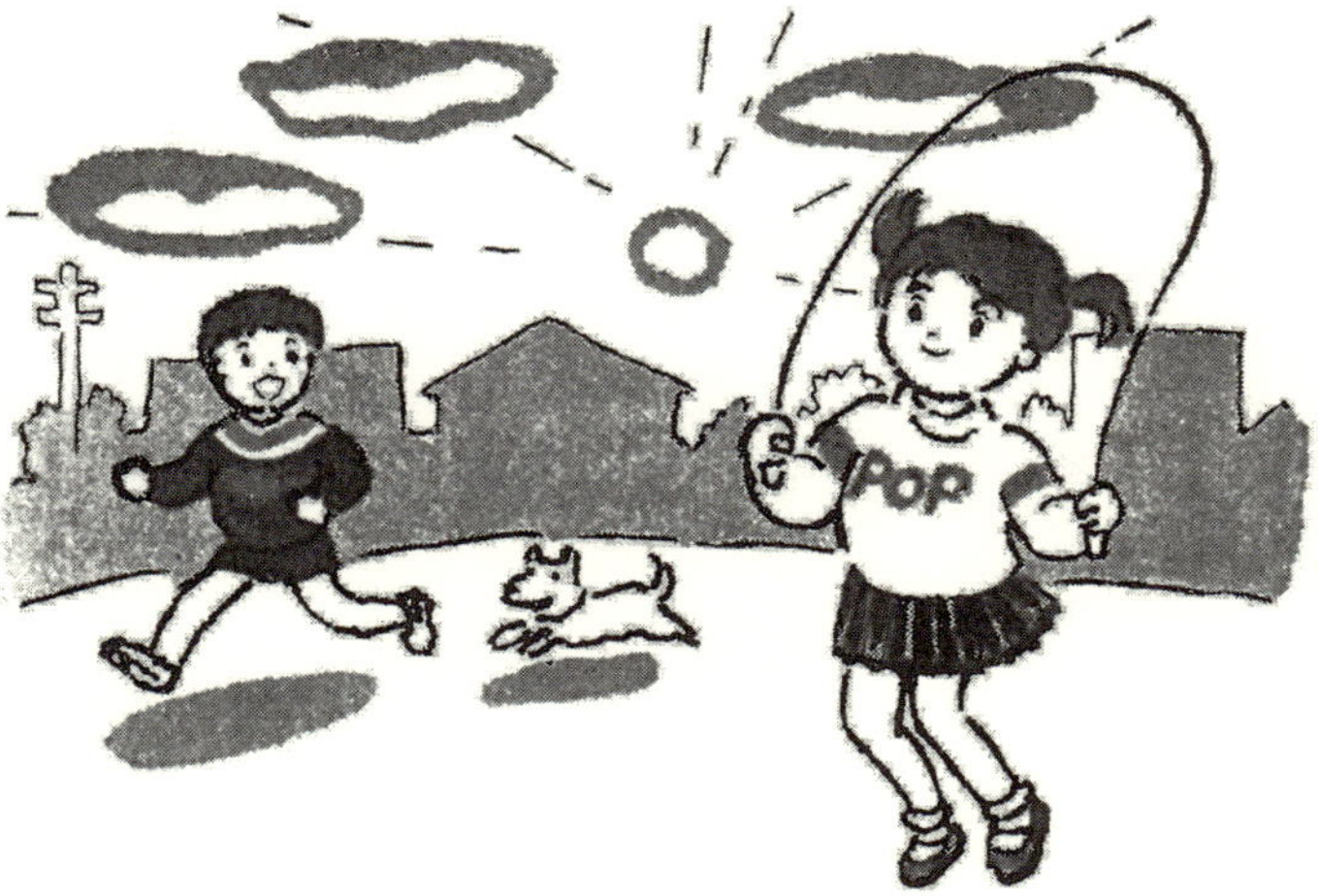

ものをつめこんで家を飛び出すようなことを子どもにさせていないかどうか、一人きりで食べさせていないかどうか考えてみてください。

食事の内容も日本人の体に合ったものにしていただきたいのは言うまでもありません。最近はパンとジュースとか、ご飯と牛乳とか、考えられないような献立の食事をしている子もいますし、コーヒーを飲んでいる子もいます。要するに手間のかからない簡単な食事が増えてきているのです。これでは子どもが心身ともに不健康になるのも当然です。

昼は多くの子ども達は学校給食を食べているわけですが、食事時間はたいてい四〇分くらいのようです。お弁当であれば四〇分をフルに使ってゆっくり食べられますが、給食の場合は配膳や後片づけに時間がとられますから実質的にはせいぜい一五分がいいところでしょう。授業のカリキュラムに影響があるという理由で食事時間が短く設定されているのです。

学校給食についての調査をしているNHKリポーターの佐藤睦子さんによると、愛知県東浦町の町立緒川小学校では、昼食時間にまるまる七〇分をさいているそうです。一年生と二年生は箸の使い方や食事の基本的な作法を教わりながら先生と一緒に食事をします。三年生以上はどこで誰と食べてもいいことになっていて、晴れていれば外へ出て校庭で食べてもいいし、他の学年の教室に行って食べてもいいのです。そのように給食にゆとりをもたせて、食事の楽しさを優先させている学校もわずかながらあります。しかし、多くの学校、とくに公立校では〝給食は教育である〟といいながら、実際には全く教育になっていません。健康のためにもゆっくり時間をかけてよく噛んで食べることが望ましいし、食後のだんらんが心にゆとりを与えることにもなります。ですから長い目でみれば食事を大切にすることは子どもの人格形成に好ましい影響があると思うのです。

ところが、いまの子ども達は短い食事時間の中で、早く食べるようにとせきたてられています。早く食べ終わった子にはシールを出して早食いを奨励している保育園もあり、子ども達は正しい食事の仕方ができないようにさせられてしまっているのです。子どもには小さいうちから食事の楽しさを教えたいものだと思います。

さて、最後に夕食の問題ですが、最近は夕食を食べすぎている子が多いように思います。また夕食にたくさん食べるばかりでなく、夜食まで食べている子もいます。塾に行っている子ども達は、早い時間に軽い食事をすませてから塾に行き、帰ってきてからまた食事をするというパターンが多いようです。家にいても、食後テレビを見ながらお菓子をタラタラ食べるとか、勉強したあとケーキを食べるとかすることが多いのではないでしょうか。

夜は体を休める時間であり、体のなかには当然胃腸も含まれるわけですから、夜中にまでものを食べているのは好ましくありません。消化器にも休息の時間を与えてやらなければ、当然機能障害が起きてきてもおかしくありません。ですから午後九時以降の飲食はできるだけ避けていただきたいのです。

こうした一日三回の食事のリズムを確立するだけで子どもの健康が、かなり改善されてくるということは私の経験上はっきり言えます。成人病や、アレルギー性疾患と呼ばれるもののなかには食事の内容ばかりでなく食事リズムの乱れからくるものもあるということを知っておいていただきたいと思います。

合成洗剤を追放する

石鹸と合成洗剤

石鹸を英語でソープといいますが、その語源は古代エジプトの〝サプルの丘〟に由来しています。サプルの丘は神に生贄を捧げる場所で、羊を殺して焼いては神に捧げていました。その羊の脂がたれて土に滲みこんでできたものが、汚れを落とすのに非常に効果があることに人々は気がつきました。そこでサプルの丘の不思議な土ということからソープという言葉になったのです。

そのソープの元になったのは、動物の脂と土です。それが石鹸の基本なのです。そういう物で洗っていれば、廃水は炭酸ガスと水に分解され、そのまま自然界に還元していきます。

ところが昭和三〇年代に入ってから合成洗剤といわれるものが多用されるようになりました。その中には界面活性剤としてアルキルベンゼン基や高級アルコール基などが含まれ、油汚れなど水に溶けにくいものを簡単に落とせるようになりました。

しかし、その結果として流れていった物は、工場で作られた物で、しかも自然界に存在していない化学合成物ですから、分解されずに残ってしまうのです。石鹸が流れていった場合は、二四時間後にはほとんど炭酸ガスと水に分解されてしまうのですが、合成洗剤の場合は二、三カ月たっても三〇％くらいが分解されずに残ってしまいます。その残った物が川岸に打ち寄せられていきます。多摩川の河口に近いところなどにも両岸にびっしり泡が浮いています。

河川や海の汚染

東京都では、多摩川上水の野火止用水あたりから、清流を復活させようという計画を練り、昭和六一年夏に通水しました。しかし川の水は飲料水にまわさなくてはならないので、下水を再処理して浄水として流すことになりました。

当初計画はうまくいったかにみえましたが、いろいろな問題が出てきました。それは浄水となった水に泡が入っていたり、匂いが強かったり、主として合成洗剤による水の汚染により、地元の人が被害を被ることになったからです。

一方、海の水は、海上保安庁の調べによると年々きれいになっているということです。それは工場の廃水規制が厳しくなって工場廃水が少なくなってきたせいですが、これが限界値で、これ以上きれいになることはないだろうといわれています。というのは、工場廃水の規制はできても家庭廃水の規制まではできないからです。各家庭で合成洗剤を流すのを止めることはできないのです。それは各家庭の自覚に待つよりほか仕方がありません。自分の家の廃水が河川や海を汚し、飲料水をも汚染しているのだということに一人一人が気がついて改めていくしかないと思います。

合成洗剤の人体への影響

合成洗剤追放にかなり熱心な生活協同組合などでも、半数以上の組合員に合成洗剤使用をやめさせるというのは大変なことだといいます。組合員の意識の高い地区でも六〇%程度の人しか石鹸を使っていないという現状です。

合成洗剤で衣服を洗うと真っ白になります。粉石鹸ではそうはいきません。どうしても黄ばんできます。しかし、綿などの天然の物が、黄ばまない方がおかしいと思わなければなりません。

私は昭和三四年から学校健診をしていますが、昔は清潔ではあっても黄ばんだ下着をつけている子どもがたくさんいました。ところが、年々そういう子が減ってきて、今ではみんな白い下着になってしまいました。もともと白い化繊の下着を着ている子どもは問題外ですが、本来黄色くなるはずの綿の下着が洗剤によって白くなってしまっているのです。合成洗剤は本当の染剤だと言っている人もあります。汚れが落ちたから白くなるのではなく、白い色に染めているだけなのです。

そういう合成洗剤が人間の体にどう影響してくるかといいますと、一番問題なのは、催奇形性、遺伝毒性です。魚の奇形や猿の奇形が増えているのはご承知の通りです。加えて、癌や肝臓障害を引き起こす可能性も高くなっています。さらに洗剤による皮膚湿疹も増えていますが、これは合成洗剤をやめれば簡単に治ってしまいます。おむつかぶれやアトピー性皮膚炎なども同様です。合成洗剤をやめることによって、子どもの健康が改善されていく可能性はかなり高いのです。

去年亡くなられた柳沢文正さんは三〇年も前から合成洗剤の危険性に注目され、戦後のすべての公害病で、合成洗剤が関与していないものは一つもないとおっしゃっています。水俣病、イタイイタイ病、四日市喘息、第二水俣病が四大公害病といわれていますが、これらはもちろん、それ以外の公害病にも必ず合成洗剤が関与しているということです。

水俣病と合成洗剤とどう結びつくのかと思われる方もいらっしゃるでしょう。それはこういうことです。水俣病は、工場廃水の有機水銀に汚染された魚類を食べた猫や人間が中毒にかかったというものです。本来動物には自己防衛本能があって、体にとって悪いものを食べないような敏感さが備わっているはずなのですが、そこに合成洗剤が入りこんでいると味覚が鈍麻してしまって、食べてはいけないものも食べてしまうようになるのです。

人間は猫などの動物よりもっと危険を察知する能力は低いわけですから、沿岸漁民の人達は毎日汚染された魚を食べて、生物学的限界を越えた水銀を体内にとりこんでしまったのです。

そこで、それでは毎日合成洗剤で洗った下着を着たり、合成洗剤で洗った食器で食事をしている子ども達はどうかということを少し想像力を広げて考えていただきたいと思います。

食器用合成洗剤の恐ろしさ

さて、食器洗い用の合成洗剤のことも考えてみましょう。あんなに簡単に油汚れが落ちるということは、よく効く薬は怖いのと同じように非常に恐ろしいことなのだということを認識する必要があります。

最近は子ども用の食器にプラスチックが使われることが多くなっていますが、プラスチックには傷がつきやすく、その中に合成洗剤が入りこんでしまいます。そして、それは、流水で五回洗い流してもまだ傷の中に残っているという研究結果もあります。その食器の上に食べものをのせると、どういうことになるでしょうか。冷たいものをのせた時はまだいいのですが、焼魚や煮物など温かいものをのせた時には傷の中の合成洗剤がにじみ出してきて料理から子どもの口に入っていくのです。

食器用合成洗剤に関して、政府がどういう姿勢をとっていたのかをご紹介しましょう。柳沢文正さんらが合成洗剤に反対していた昭和三一年九月には〝学校給食ではなるべく合成洗剤を活用して衛生的にならしめるように〟と厚生省通達として指導しています。それから、学校給食の現場では合成洗剤を食器洗いとしてだけでなく野菜洗いにも使うようになりました。ところが、九年後の四〇年五月、厚生省は〝中性洗剤は使用濃度によっては人体に影響を与えるので注意をするように〟と各都道府県、各政令指定都市、各市衛生主官部（局）長宛に通達をしました。次に四八年四月には東京都教育庁は学校給食に対し、〝野菜や果物は水洗だけで中性洗剤は使わないように〟と指示しています。ここまでくるのに一八年かかっていますが、近年では地方自治体によっては学校や保育園で合成洗剤を使用禁止にしているところも出てきました。

ところが、多くの家庭ではいまだに平気で合成洗剤を使っています。汚れ落ちがよくて、ラクだからでしょう。しかし、米ぬかを使ったり、湯で洗ったりの工夫をすれば合成洗剤なしでもきれいに落ちるはずです。昔はほとんどの家でぬか袋を使っていましたが、日本古来の食事内容には、容易に汚れが落ちないようなものはなかったということもあります。ステーキやトンカツなどほとんど食べていなかったからです。合成洗剤の問題を考えていくと、やはり食形態の変化ということにつきあたります。そうした意味でももう一度現在の食生活を見直してみる必要がありそうです。

歯みがき剤やシャンプーは不要

また、家庭に入りこんでいる合成洗剤で、うっかり見のがしがちなのが歯みがき剤です。歯みがき剤のメーカーの人に聞いたことがあるのですが、メーカーの人達はまず歯みがき剤を使っていないそうです。もし使う場合にもマッチ棒の頭ほどの分量しか使わないといいます。つまりそのくらいだったら比較的危険が少ないだろうという量を、メーカーの人達は知っているわけです。ところがテレビコマーシャルでは歯ブラシの上に歯みがき剤をたくさんのせたところを見せて、あたかもそれだけ使わなければ汚れが落ちないかのように宣伝しています。

ある小学校で子どもを二つのグループに分けて歯みがきのテストをしました。片方のグループには歯みがき剤を使って歯をみがかせ、もう片方のグループは水だけでみがかせて、プラグテストという汚染度を調べるテストをしたのです。すると、何回調査をしても、歯みがき剤を使っていないグループの方がきれいにみがけるという結果が出ました。歯みがき剤を使うと、香りや味にごまかされて、きれいになったような気がするのです。一見きれいになっているけれども実は汚れは落ちていないわけです。何も使っていない方は香りも何もないので、一所懸命みがいて、本当にきれいになるということです。つまり本当は歯みがき剤など全く必要ないということになります。子どもの場合は、とくに歯をみがく度に歯みがき剤を飲んでしまいますから、なおさらよくないのです。歯みがき剤にも合成洗剤が含まれているということを知っておいてください。

シャンプーについても同じことがいえます。界面活性剤がたくさん入っている合成洗剤そのものです。シャンプーで顔が洗えるかどうかを考えてみてください。顔に悪い物が頭の皮膚にいいわけがありません。

子孫のために

さて、こういう問題を考えていく時に常に念頭に置かなければならないのは、自分や自分の子どものことだけではなく、孫やその先の世代のことです。先の先の人類のことまで考えて、今日の問題を解決していかなければならないと思うのです。そして伝えるべきことをきちんと伝えていくのが私達親のつとめだといえるでしょう。ナポレオンは〝子育てはその人の生まれる二〇年前から始まる〟と言いました。子育てがきちんとできるような母親や父親をつくるのには二〇年という年月がかかるということです。私達は親から子へ、子から孫へ、またその子へと伝えられるようなものを残していかなければなりません。

自然な住居とは

外界との差をなくす

住居も子どもの健康に大きな影響があります。私は、本来住居というのは、なるべく外と内の区別がない方が望ましいと考えています。木と紙と土でできている昔の日本の住居はそうでした。冬など外が暗くなって寒くなってくれば、家の中も暗くて寒くなってくるのが当たり前のことでした。しかし、いま多くの家では、夜中でも煌々と電気をつけ、暖房することによって寒さも感じません。これは大人にとっても子どもにとっても健康上望ましい形ではありません。

とくに、温度については家の内と外が、なるべくイコールに近い方が健康によいのです。冬の北海道などのような厳寒の土地であれば、ある程度外ときっちり仕切らなければなりませんが、本州などのような高温多湿の所ではヨーロッパと同じような密閉した住居形態は必要ないと思います。

私はいつもお母さん方に家に地球儀を置くことをすすめています。地球儀で日本とヨーロッパがどのような位置関係にあるのかを見ていただければすぐわかるように、パリやロンドンは北海道よりも北に位置しています。そういう低温低湿の土地では暖房完備の密閉された家がふさわしいのです。

しかし、日本の本州以南で、それと同じ形態のものを住居として取り入れてしまうと、体のリズムが狂ってきてしまいます。

私の家はクーラーはありませんし、暖房も毎年十二月中は入れません。一月になって、かなり寒い日があればコタツを入れるようにしていますが、部屋全体を暖めることはしません。

昔は暖房ではなく暖身をしたものでした。コタツで足先だけ暖める、火鉢で手だけを暖めるという暖のとり方をするのが一般的だったのです。そういう暮らし方をしていると、けっして風邪をひきません。外と内の温度差が少なければ少ないほど体はうまく適応していけるからです。部屋の空気が暖かいと外へ出たり入ったりする時に体の調子が狂ってしまいます。子どもの場合は、五度の温度差があるだけで体調が狂い、風邪をひきやすくなります。風邪はウィルスの感染だけが原因でひくのではありません。物理的な環境の変化によってひくことも多いのです。とくに冷房の場合には、部屋の中を冷やすために外気へ熱が出ていきますから、差はもっと大きいはずです。

冷暖房を多用した環境で生活していれば子ども達はだんだん弱くなる。弱いから暖める、あるいは冷やす、といった具合の悪循環に陥っていると考えられます。はじめは、我慢できていた温度にだんだん耐えられなくなってくるのです。

ですから少なくとも子ども達が成長するまでの間は冷暖房はいらないものだと思います。

赤ちゃんを育てる場合でも、よく部屋の温度を二〇度に保たなくてはいけないということをいいますが、セントラルヒーティングをしている家は別として、無理に暖めていれば、夜間と日中の室温差は非常に大きくなるはずです。すると、それだけ子どもへの負担も大きくなるわけです。

赤ちゃんの部屋の温度について、ある小児科医は、〇歳児で、昼間は一四度以上、夜間でも五度以上あれば発育には全く支障がないと言っています。

考えてみれば、昔はみんな、そういう環境で育てていたわけですし、とくに東北地方などのもっと寒さの厳しい土地でもちゃんと子どもは元気に育っていたわけです。むしろそういう土地で育った人はたくましく、ねばり強いといえます。ですから小さい時に寒さにさらさないことばかりを考えずに、自然に子どもの抵抗力がついてくるような生活環境をつくるよう心がけていきたいものです。

しかし、近頃は一戸建ての家が減り、マンションなどのコンクリートづくりの家に住む人が増えていますから、内外の温度差も小さくしておくことはなかなか難しくなってきています。そういう場合でも、いきなり外に飛び出すようなことをせずに、まず家の中でも外界との温度差の少ない場所へ行って、ひと呼吸おいてから外に出るというような工夫をすれば、だいぶ違うと思います。

新建材を使わない

また、いまの住宅で問題になるのは、新建材です。この頃火事で死亡する例が多くなっていますが、ほとんどは火傷で死ぬのではなく、新建材が燃える時に出る有害な煙を吸い込んで、窒息死するのだそうです。

また、木や紙や土でできている家なら、古くなって壊してもみんな土にもどるものなので問題ないのですが、新建材はやっかいです。いい例が科学万博のパビリオンです。自然に還元できないものを使用しているので廃屋として放置せざるを得ないのです。〝科学〟という看板を掲げながら少しも〝科学〟になっていません。自然のサイクルの中へもどるような材料で建物を造り、あとあとまで廃物として残らないような工夫をすべきだったと思います。一般住宅にしても同じことで、次の世代のことまで考えるなら、おのずと使える材料は限られてくるでしょう。

高層住宅の弊害

もう一つ、いま多くの子ども達が住んでいる、いわゆる集合住宅という形態自体にも問題があります。これは体の面というよりもむしろ心の面での影響の方が大きいようです。とくに高層住宅の上の階に住む子どもほど自閉的傾向や、異常行動が発症する率が高くなっています。上の階であればあるほど外に出る機会が減り、どうしても家の中で遊ぶことが多くなりがちです。テレビを見たり室内ゲームをしたりして、外見上は楽しそうにしているかもしれませんが、欲求不満は当然あると思います。『梁塵秘抄』に〝遊びをせんとや生まれけん。戯れせんとや生まれけん。遊ぶ子どもの声きけば〟とありますが、基本的に子どもにとっては外遊びというのは必須の条件です。外遊びができないことによる心理的なストレスには、はかり知れないものがあると思います。

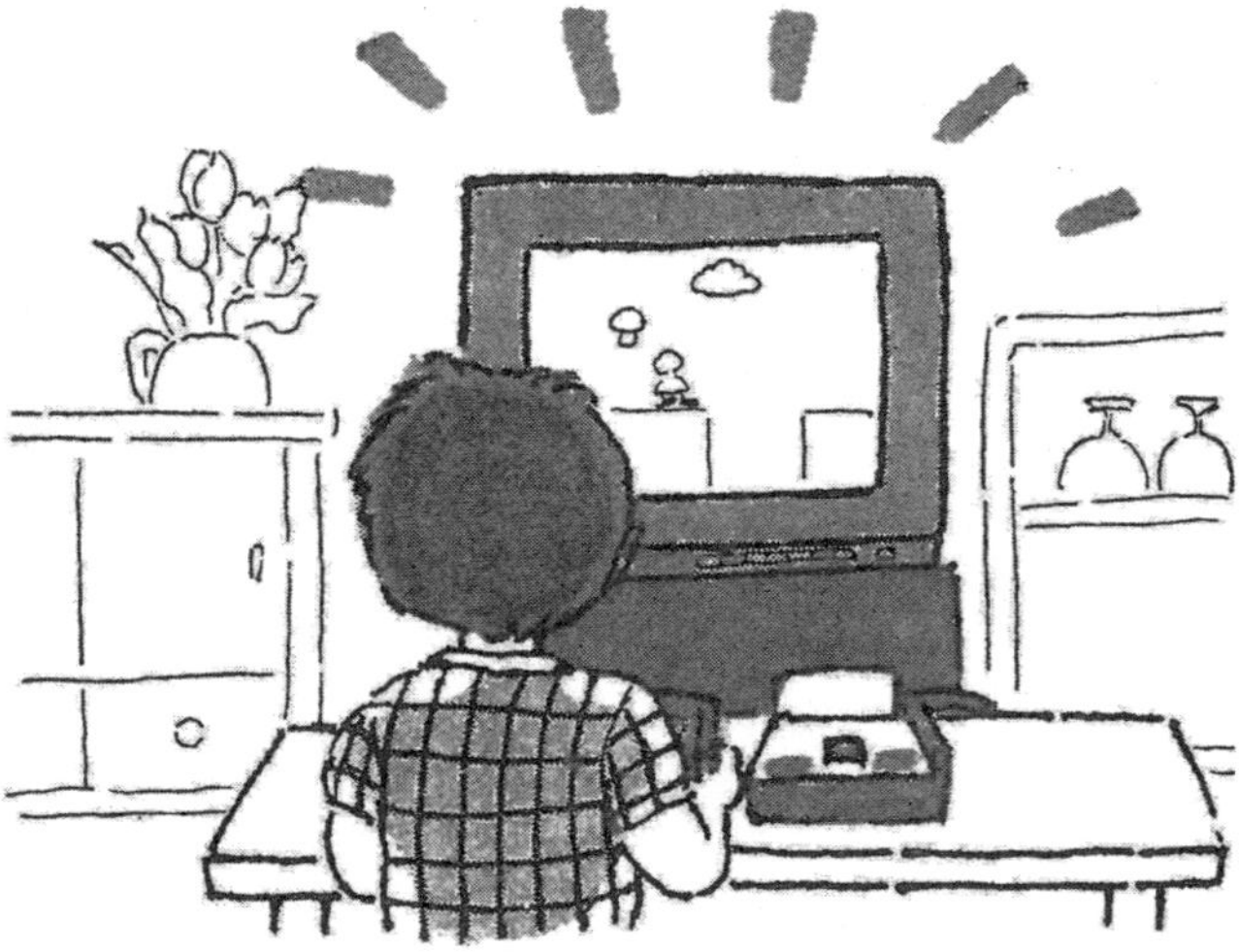

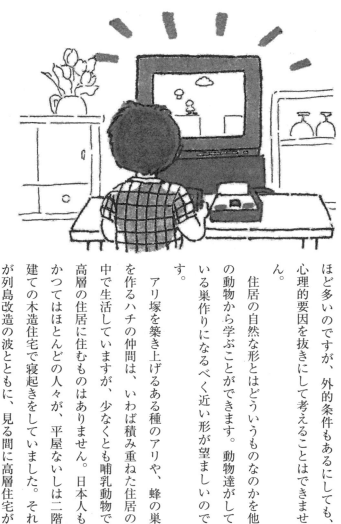

気管支喘息も高層住宅の上の階に住む子どもほど多いのですが、外的条件もあるにしても、心理的要因を抜きにして考えることはできません。

住居の自然な形とはどういうものなのかを他の動物から学ぶことができます。動物達がしている巣作りになるべく近い形が望ましいのです。

アリ塚を築き上げるある種のアリや、蜂の巣を作るハチの仲間は、いわば積み重ねた住居の中で生活していますが、少なくとも哺乳動物で高層の住居に住むものはありません。日本人もかつてはほとんどの人々が、平屋ないしは二階建ての木造住宅で寝起きをしていました。それが列島改造の波とともに、見る間に高層住宅が一般の住居として採り入れられるようになってきたのです。こうした急激な住環境の変化は、成人前の子ども達にはなじみにくいのではないでしょうか。

しかし、なにしろ日本は土地が狭いということがありますから、理想論ばかりを言っているわけにもいきません。いくら昔のような家がいいと言ってもそのような家を建てるのには莫大なお金がかかります。それでも、少しでも子どもにとってよい方向にもっていく努力をしなければならないでしょう。孟母三遷の教えではありませんが、受胎したり、あるいは子どもが小さい時には同じ高層住宅であっても一～二階を選ぶような細かな心くばりが欲しいと思います。

基本的には、東京などの大都市に人口が集中しすぎていることに大きな原因があるようです。自然に近い生活をするためには三〇万人くらいが都市の人口としての限度だといわれています。それ以上になると、いずれ滅びていかざるを得ないと聞きます。ですから都市に団地などをたくさん作るよりも、大都市の人口をもっと地方へ分散させるようなことを考えた方がよいように思われてなりません。

衣服と健康

胎児の衣服にも気くばりを

子どもの衣服というと、まず生まれてから後のことを考えますが、お母さんの胎内にいる時のことから考えてみたいと思います。大部分のお母さんは妊娠中、パンティストッキングやタイツなど化繊でできたものをはかれていたと思います。冬のある日、私も試しにはいてみたことがありますが、あまりの暖かさに驚いてしまいました。

しかし、暖かいということは、空気を遮断してしまっているということですから、冷暖房がいけないのと同じようにやはり体によくありません。生殖器を化繊で包んでしまっているわけですから、そういう環境の中で胎児が十カ月もすごすとしたらいろいろな問題が出てくると思います。

紙おむつは使わない

さて、生まれてからの赤ちゃんにとって一番大切な衣類はおむつです。昔は木綿のおむつしかありませんでしたが、いまは使い捨ての紙おむつがずいぶん普及してきました。外出などで一時的に紙おむつを使うのは、やむを得ない場合もあるでしょうが、一年中それを使っているお母さんもたくさんいます。

しかし、ちょっと子どもの立場に立って考えてみてください。だいたい、何回おしっこをしても外にしみ出さないということ自体がおかしいわけです。しみ出さないでどこへ行くかといえば子どもの皮膚の方へ行くのです。といっても子どものお尻がぬれてくるわけではありません。いつもサラッとしているというのが宣伝文句にもなっているように、けっしてグッショリぬれたりはしません。しかし、お尻をサラッとさせておくためには紙おむつの中にいろいろな薬が入ってるだろうと想像できます。おむつかぶれになるような要因をつくっておきながら、一方ではかぶれを起こさないような薬をおむつにしみこませてあるとしか考えられません。そうすると、赤ちゃんは二重の被害を被っていることになります。被害は受けていても症状には出てこないのです。

こういうことは理屈ではなく、お母さんがすぐにおかしいと思わなくてはいけないことです。外にしみ出さないということ自体がおかしいし、お尻がいつも乾いているというのもおかしいと気がつかなければなりません。また紙おむつに何か使われているのか表示がないのもおかしいと思わなければなりません。

自然の素材と色を選ぶ

おむつも含めて、子どもの衣服はあくまでも自然の素材でできたものにしていただきたいと思います。そしてそれを洗うのは当然合成洗剤ではなくて石鹸を使っていただきたいということは、すでに書いた通りです。綿、麻、毛、絹などの自然に還元できる素材のものが体には一番よいのです。化繊の入ったものを子どもに着せると、皮膚そのものにトラブルが生じますし、皮膚を通じて肝臓にも影響が及んできます。アトピー性皮膚炎やおむつかぶれなどは、つい皮膚のことだけを考えがちですが、それは肝臓の働きが低下してきているために結果として皮膚に出てきているだけなのです。肝炎で黄疸が出ている場合など、おしなべて皮膚が非常に痒くなります。

もちろん肝機能が衰える原因は、食品添加物が最も大きな割合を占めると思いますが、身につけるものも影響していることを、絶えず頭に入れておく必要があると思います。

衣服の材質に気をつかうのと同時に色にも気を配っていただきたいと思います。原色のけばけばしい色は、長い目で見れば子どもにいろいろなマイナス面が出てくるのではないかと思われます。私は、草木染めなどを見ると、心がやすまる気がしますが、若い人達は、そういうものでは物足りないのか、原色を好む人が多いように思います。そういう好みが野菜に色をつけるような発想に結びついているようにも感じます。食器の色、おもちゃの色、家の色など見た目だけを鮮やかにするために不自然な塗料が、どんどん開発されていっています。

俗に〝柳は緑、花くれない〟といいますが、柳はけっして緑ではないし、花もくれないではありません。緑やくれないを基調にして、それにいろいろな色が織りまじってあのような美しい自然の色が生み出されているのです。日光も七色が混じり合って無色になっています。そういう自然のもつ色が、人間の波長に一番合うのだと思います。材質にしても色にしても、不自然なものを身につけない習慣を小さい頃からつけていくことが大切ではないでしょうか。

薄着ですごす

衣類に関しては、その装着法にも気くばりをしなければならないと思います。人間も動物界の一員である以上、本質的には衣類は不要であることが原点になるでしょう。そうはいっても、火を使用したり衣類を身にまとったりすることを覚えた人間が、体毛がすっかり減少してしまった現在、衣類なしに日常生活を営むことは不可能でしょう。

しかし、住居と同じく、衣類によっても外界との環境をなるべく遮断しない方が好ましいと考えた時に、少なくとも子どもの健康にとって薄着は必須の条件になるのではないでしょうか。いまの多くの子どもたちの現状をみる時、まさに〝飽衣飽食、病のもと〟と感ぜずにはいられません。

最近はあまりいわれませんが、以前はよく〝頭寒足熱〟といわれたものです。これを拡大して解釈する時は、横隔膜を境界にするのです。つまり、横隔膜から上は暖めない、横隔膜から下は冷やさないということです。気管支喘息の治療として薄着、冷水摩擦、冷水浴、水泳などがすすめられることからも、頭寒足熱ということはおわかりいただけると思います。

こうした観点からすると、以前、よく乳幼児が着用していた腹掛け（金太郎掛け）は理想的な着衣といえるでしょう。寝冷えを防ぐための腹巻きも合理的です。このあたりに先人の知恵の奥行きの深さを汲みとることができます。反面、化学繊維の衣料で、しかも厚着をして外界との空気を遮断している今の子どもたちは、首もとまで腹巻きをしているようなものです。寒いから厚着をする。厚着をするから自然抵抗力が減弱して病気になりやすくなる。したがって、さらに厚着をする。こうした悪循環を一刻も早く断ち切る必要があると思います。

Ⅳ

病気を自然に治す

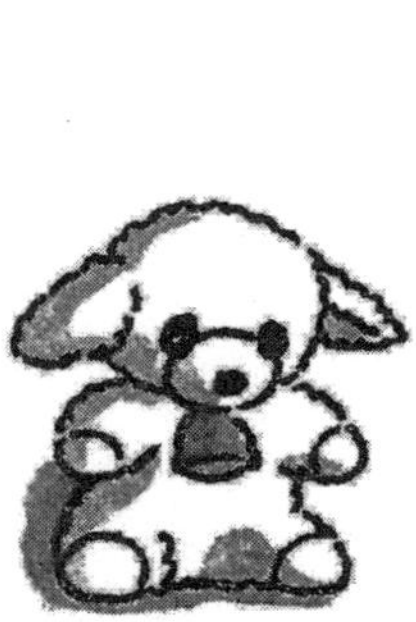

病気というもの

病名を付けない

私の診療所に患者さんがみえると、どこの小児科でもするように、まず問診をします。その時に、私の所ではこんなやりとりが多くて、そばで聞いている看護婦が笑い出します。

「どうなさいました?」「風邪をひきました」

もう一度私か聞きます。

「どうなさいました?」「風邪をひきました」

三度目に、また同じことを聞くと、たいていのお母さんは、けげんそうな顔をして黙りこんでしまいます。

小さい子どもの場合、お母さんがその状態を代弁するわけですから説明に客観性がなければなりません。それなのに、お母さんの頭の中には風邪や腸炎や扁桃腺炎や風疹などの病名がたくさん詰まっていて、子どもの症状と照らし合わせて診療所に来る前から病名を決めてしまっていることが多いのです。それは大人の場合でも間違いだと思いますが、ましてお子さんの状態をお母さんが主観的にとらえて医者を訪れるということは、そのお子さんの治療を遅らせる大きな原因になると思います。

子ども全体をみる

私がしつこく同じことを尋ねるのは病名を知りたいのではなくて、そのお子さんがいつ頃からどういう状態になって、それがどう変化してきているかということを知りたいからなのです。個々の症状も大事ですが、それ以上に機嫌はいいか、元気があるか、食欲はあるか、便通がきちんとあるか、などの全般的なことを知りたいのです。そして健康な時の目の色、唇の色、お腹の弾力性などとどう違っているかという正確な情報が欲しいのです。それには症状の強い弱いを気にするよりも、もっと五感を働かせて子どもの様子を全般的に観察していただきたいと思います。視る、触る、などの本能的なことを通して得た情報を知識というフィルターを通さずに話して欲しいのです。

それにはむしろ病気に対する知識をあまりもっていないお母さんの方が正確な情報を医者に

伝えることができるように思います。医者もその方が対応しやすいということがあります。

いまの医療の習慣からすると、医者は「病名は○○です」と言わざるを得ませんから私も一応患者さんに病名を言います。しかし、その場合でも一回か二回の診察で、たとえば「扁桃腺炎です」と言った場合には、私の頭の中には他のいろいろな病名が保留されているのです。他に似た症状の病気もたくさんあるのだということをいつも頭の中に置きながら一つの病名を選んで言っているわけです。

ですから、お母さん方も病名をあえて知ろうとすることよりも、もっと子ども全体をみていく姿勢を保つことの方が大切です。まず子ども全体をみて、その状態が異常であるかどうかということを確認する必要が、患者さんの側にも医者の側にもあると思います。症状があるからといって、それをすぐ異常とみる必要はありませんし、まして病気だと考える必要もありません。健康と病気は、けっして対立するものではなく、健康な状態から病気の状態へ移行していくもので、その間に幅があるのです。ですから、いかに健康の方に幅をもたせるかということが大切です。多少の症状が出ていても病気ではなく、健康な状態のあらわれなのだというとらえ方をすることが望ましいのです。

病気をそういうふうにとらえていると、お母さんの対応の仕方にもゆとりが出てきますし、そのお母さんの気分が子どもに伝わっていきます。

気持ちの持ち方が一番大切だというのは、すべての病気についていえることです。たとえば腫瘍ひとつとってみても良性腫瘍と呼ばれるものと悪性腫瘍と呼ばれるものがありますが、私はこういう分け方はおかしいと思っています。良性腫瘍でも疑心暗鬼になってしまうと悪い経過をたどることもありますし、逆に悪性腫瘍であっても気持ちの持ち方次第で良性腫瘍の場合と同じような生活が可能になることもあります。

腫瘍というのは極端な例ですが、子どもに多い咳についても同様のことがいえます。気管支喘息でなくても喘鳴や咳が出る場合はたくさんあります。生理的な咳もありますし、病的ではあっても喘息ではない咳もあります。しかし、お母さんの気持ちが気管支喘息に集中してしまうと、母子相互作用で必ず子どもの方にそれに対応した反応が出てきます。子どもも不安になってしまうわけです。

ですから同じような咳が出ている子どもでも、お母さんの頭の中に絶えず喘息ということがあると、その子どもは喘息になる頻度が高く、あまり病気のことを考えないお母さんの子どもの方はいつの間にか治ってしまうということにもなります。

症状を抑えない

咳は、なにがなんでも止めなければならないというのは間違った考え方です。咳がたくさん出ていてもその方が子どもにとって楽な場合もあるのです。同様に高い熱がずっと続いていても子どもにとっては楽な場合もあります。たとえば突発性発疹などは四〇度を越す熱が三日くらい続くこともあるのですが、その場合も、熱に対するお母さんの接し方がきちんとしていれば、ちゃんと下がっていきます。それなのに、むやみに解熱剤などを使ってしまうと、熱が下がっても治ったことにはなりません。必ずまた体温は上がります。体温の振幅が大きくなると子どもの体には負担がかかり、よけい苦しむことにもなります。ですから無批判に解熱剤を使って熱を下げることは避けるべきなのです。

基本的には外へ出ている症状、熱や咳、下痢、嘔吐などは子どもの自然治癒機転のひとつのあらわれですから、それほど気にしなくていいのです。逆に体温が低い、便が出ない、汗をかかないなどの症状は外へ出す要素がないわけですから、要注意ということになります。生物としての生命力が低下していると考えられるからです。そのような時には目に見えない慢性の疾患、あるいは悪性の疾患が潜んでいることを疑って、医者に相談しなくてはなりません。

病気を治す

失ったものを補う

どんな病気であっても、病気というものは必ず治るものです。治すという言葉を使うのなら、それは子ども自身が治す場合だけです。そして病気を治すというのは、けっして症状を止めることではなく、体を症状が出る前の状態にもどすことです。熱でも咳でも下痢でも嘔吐でも、その症状によって体から失われたものを足していけばよいのです。病気のことなど何も知らなくても失ったものを補うということだけを考えていれば病気は治るのです。それを早く熱を下げようとか、咳を止めようとかして、薬に頼ってしまうと、その時は凌げてもまた同じ病気に繰り返しかかることになります。ですから症状の現われはじめの時に、お母さんが少しでも早く元の状態にもどそうという努力をするならば、医者にかかる頻度もはるかに減るでしょう。

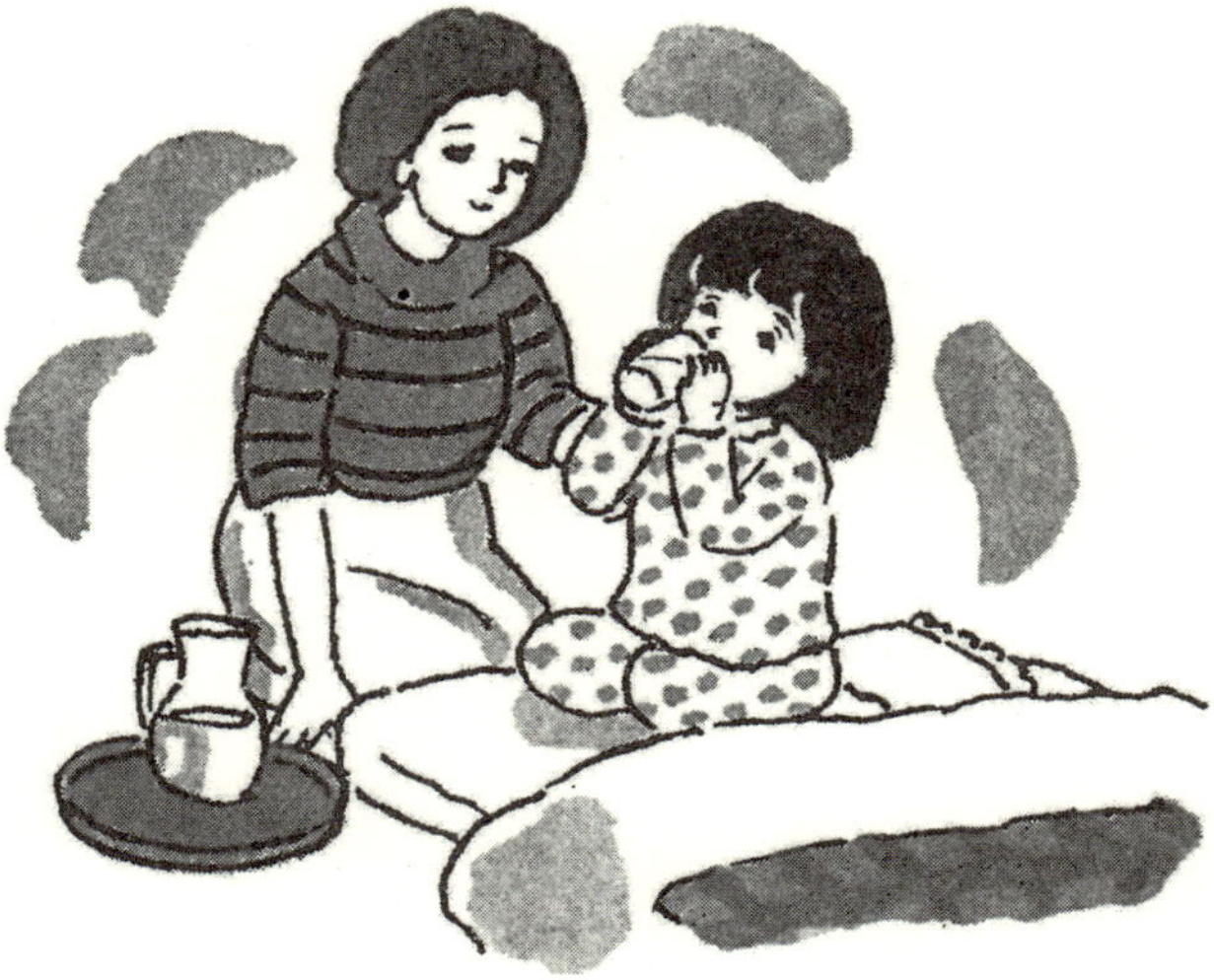

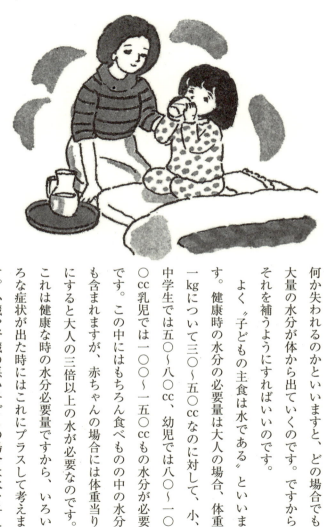

それでは、熱や咳、下痢、嘔吐などによって何か失われるのかといいますと、どの場合でも大量の水分が体から出ていくのです。ですからそれを補うようにすればいいのです。

よく〝子どもの主食は水である〟といいます。健康時の水分の必要量は大人の場合、体重一kgについて三〇～五〇ccなのに対して、小、中学生では五〇～八〇cc、幼児では八〇～一〇〇cc乳児では一〇〇～一五〇ccもの水分が必要です。この中にはもちろん食べものの中の水分も含まれますが、赤ちゃんの場合には体重当りにすると大人の三倍以上の水が必要なのです。これは健康な時の水分必要量ですから、いろいろな症状が出た時にはこれにプラスして考えます。心臓や腎臓の悪い子どもの場合は水を与えすぎることはよくありませんが、そうでなければつとめて水を与えなければなりません。それにはふだんから水を飲む習慣をつけておくことが大切です。いまの水は汚染されてしまっていますが、それでも水を与えることは健康を保つうえで大きな意味をもっています。

ですから、お母さんは個々の病気の詳しい知識をもつよりも、いかにして失ったものを補い、もとの体の状態にもどしてやれるかということに注意を払って病気の子どもに接してあげて欲しいと思います。

医者の役割

そして医者の役割は、お母さんや子ども自身にアドバイスすることとです。病気はアドバイスによって治るわけではありませんが、治るのが少し早まったり、症状が軽くなることはあります。病気が軽くなって子どもが楽になるよう努力する、それが医者本来のあり方だと思います。

しかし、医者というのは、ともすると難しいことを知っていて、難しい言葉で表現しないと、権威がないとされがちです。私自身も、大学病院にいた頃は、一生に一度会うか会わないかという病気をたくさん覚えこみ、薬もたくさん知っており、そういう医者がいい医者だと思い上がっていた時代がありました。いまは開業して、そう患者さんの数も多くないので一人一人のお母さんと同じ眼の高さでよく話すことに主眼を置くようになりました。患者さんの方もアドバイスを受けて、それを身につけていけば、同じ病気で医者を訪れる回数は減ってきます。症状が出たら絶えず飛んでいって薬をもらって帰ってくるというのでは同じことの繰り返しになってしまいます。

アドバイスをするのは何も医者でなくても経験豊かなおじいさんやおばあさん、あるいは近所のお年寄りでもいいのですが、いまは核家族化がすすんで、身近に相談相手がいなくなっているので、そういう役割も小児科医に課せられているといえましょう。お母さん方も何でも気軽に相談できるホームドクターを、ふだんから決めておくと安心です。

ところが、この頃のお母さん方は、いろいろな検査設備が整っている大病院を好む傾向が強いようです。しかし、大病院はいつも混んでいて、ゆっくり診察を受けることは不可能ですし、もちろんゆっくりアドバイスをしている時間などありませんから、患者さん達は、薬だけは受け取ったもののまたすぐ不安になって来院するという悪循環に陥ってしまいます。病院の方でも本当に病院受診を必要とする重症の患者さんをゆっくり診ることが困難になります。極端な場合には血液検査やレントゲン検査などの結果をコンピューターに入れて、問診の結果と合わせて病名をつけるようなことをしている病院もあります。

ですから軽度の疾患の場合は大病院へかかるよりもまず近所のホームドクターに相談する方がよいのです。医者の側にも患者さんが何でも相談に来られるような体制づくりが必要になってきます。相談相手の小児科医をはじめとして、看護婦、保健婦、栄養士、教師、保母などが一体となった地域医療というものが重要な役割をもつようになるでしょう。

咳・鼻水

咳を止めない

先ほども述べたように症状と病気とを結びつけてしまうことが一番いけません。咳ひとつとってみても大人と子どもの差ということを考慮に入れなければなりません。大人は上手に鼻もかめますし、タンも出せますから、いつも気管支がすっきりしています。水道でいえば通りがよい状態です。しかし、小さい子どもは鼻も上手にかめないし、タンも出せません。そのうえ健康な時でも分泌物は子どもの方が多く、絶えず気管支に何かからんだ状態でいることになります。小さな子どもにはそれを出す術がないのですが、体を起こしていれば物理的に下におりていきます。ところが、夜寝ると分泌物がたまってきてしまいます。それは咳をして出すより他ありません。ですから朝起きた時、咳が出るのは小さい子どもの場合当たり前のことなのです。とくに六歳以下の子どもではよくあることで、風邪でも何でもありませんからその咳を止めようとしてはいけません。分泌物を切ろうとして咳をしているのに止めてしまったら他に手段がなくなってしまいます。ですから夜の咳や昼寝の時の咳は放っておいて様子を見ていて一向にかまいません。ただし分泌物がかなり多くて子どもが目を覚ましたり、咳のために吐いたりする時には医者に診てもらわなければなりません。

また、分泌物の粘りが強いと、咳をしても切れないことがあります。そういう時には粘りをとってやればいいのです。粘りをとるのには、水をたくさん与えることです。そうすれば気管支の通りがよくなります。仮に夜中に目を覚ましたり、吐いてしまったとしても、十分水を飲んで通りがよくなり、翌日は咳をしながらでもよく寝ているような場合には医者にかかる必要はありません。子どもが自分で治したということなのです。

水を与える場合の注意ですが、慢性疾患として心臓・腎臓疾患がある子どもにはこの方法は適していません。また、普通の子どもでも早く飲ませず、ゆっくり飲ませることがポイントです。自然の要求に添って与えていれば、まず飲みすぎるということはありません。

咳は子どもにとって治療になっているのだという認識が必要です。ただし、その場合も機嫌がよいかどうか、元気があるかどうかという基本的なことは、きちんと押さえておかなければなりません。

元気な子は鼻たらし

鼻水も咳と同じです。とくに冬になると、一日のうちで温度差があるので鼻水が出やすくなります。東北には〝鼻たらしは達者〟という言伝えがあります。つまり外でたくさん遊ぶような元気な子どもは鼻水が多く出るということです。昔の子どもは袖口で鼻をふいては遊んでいましたから袖口がゴワゴワになっていたものです。それが健康な子どもの平均的な姿でした。しかし、いまの都会の子ども達は外にあまり出ませんから鼻水すら出なくなっています。家の中でも厚着をしていますから鼻水は出ませんが、そういう子どもは弱いのです。

そういう弱い子どもは、少しでも鼻水が出たり、咳が出たりするとお母さんがさっともう一枚着せてしまいがちです。しかし、体を温めても空気の温度は変わらないわけですから、体を温めれば温めるほど外の空気に触れた場合には、相対的に鼻水や咳が出やすくなります。咳や鼻水が出るから、ますます着せる。着せるからまた出る。こうなると、どこかでこの悪循環を断ち切らなくてはなりません。ですから、はじめから個々の症状にはとらわれないことが大切なのです。

感染症

内因を重視する

感染症の原因を多くの人達は、細菌やウイルスによるものだと考えています。インフルエンザにしても風疹にしても原因はウイルスであると本にも書いてあります。しかし、果たしてそれは正しいのでしょうか。

私はこう考えます。インフルエンザウイルスはインフルエンザの誘因がたくさんあるうちの一つにすぎず、問題はウイルスという外因にあるのではないということです。たとえば学校や保育園でインフルエンザにかかった子どもが出たとします。症状が出る前に潜伏期がありますから、その間にもインフルエンザウイルスがクラスの中にまき散らされています。とりあえず、一人にしか症状が出ていないとしても残る全員もインフルエンザウイルスに汚染されているわけです。しかし、残り全員が発病するわけではなく、そのうちの何人かが発病するだけです。すると、移ることと、発病することは全く別に考えなければなりません。

つまり、インフルエンザの原因というのは、けっしてインフルエンザウイルスなのではなくて、発病した子ども達の内因の方にあるということです。生活リズムの乱れや、寝不足があったかもしれませんし、食べすぎていたかもしれませんし、けんかをしたり親に叱られたりして精神的なストレスがあったかもしれません。それらが病気に対する抵抗力を弱めていたところへ、ウイルスが引き金となって発病したと考えられるのです。これは、どんな感染症の場合でもいえることです。

移ることを恐れずに

しかし、経験的に言いますと、移って発病する率が高い病気と、そうでない病気とが、たしかにあります。はしかや水痘は発病する率がかなり高い病気です。そういう病気が出た場合には発病した子ども達を他の子どもから隔離することを考えた方がいいでしょう。しかし、手足口病や伝染性紅斑などの発病する率がそれほど高くない病気の場合は、集団生活の場であまり長期間規制していいものかどうか疑問に感じます。内因を重視する考え方に立てば、病気の人に接触するのをそんなに恐れる必要はないのです。医者は始終感染症の人に接していますが、そのたびに発病するということはありません。

よく、病気の子どもを、わざわざ午後の健診の時間帯に連れて来るお母さんがいますが、訳を聞いてみると、「午前中に来ると他の人から病気を移されるから」とお答えになります。自分の子どもは移る可能性のある病気であるにもかかわらず健診の子ども達はどうなるかということは考えないようです。一般に自分の子どもに病気が移るのを恐れる人ほど、人に移すことについては無関心な自己中心的な人が多いのです。

都内のある学校の先生がこぼしていましたが、水痘で発疹がたくさん出ているのに学校に来る子どもがいて、休むように言っても休まないので母親を呼んで聞いてみると「家にまだ水痘をやっていない子が二人いるので移ると困るから」と答えたという例もあったそうです。

水痘は移って発病する率の高い病気ですから少なくともかさぶたになるまでは休んだ方がいいのですが、病気によっては他人から移されるということに対してそれほど神経質になることはありません。細菌やウイルスは誘因にすぎず、原因ではないというとらえ方をしていただきたいと思うのです。

鼻出血

ほとんどの鼻血は心配ない

鼻出血を主訴としてB子ちゃん（三歳）が外来を訪れました。朝、目覚めたらシーツが赤く染まっていたため、お母さんがびっくりして連れていらっしゃったのです。すでに止血していましたし、全身状態もよく、血色もよかったので、一通りの説明をしてそのままお帰りいただきました。

鼻出血には、局所性のものと全身性のものがあり、局所性のものの大部分は乾燥性前鼻炎と呼ばれるもので、鼻入口部近くからの出血です。この場合、子どもの頭を少し後方に傾け、鼻先を約五分間つまんでいれば止血します。冷湿布も効果があります。それでも止まらない時は、鼻孔に脱脂綿かガーゼをしっかりとつめ、さらに十分間鼻先をつまんでいれば、ほとんど止血します。

こうした出血は自律神経素因のうえに成立する日常性のもので、小さい子どもの局所性鼻出血はほとんど問題ありません。ただ、あまりに頻発する時は、高血圧や血管硬化に起因する身体的背景をもつこともありますので注意が必要でしょう。いずれにせよ自律神経の鍛錬につながる日常の生活習慣の確立が大切だと思います。

これに反して、全身性疾患に伴う鼻出血には十分注意しなければなりません。血小板、血液凝固、血管の異常などをはじめ、諸々の器質的な異常が考えられますので、必ず医師の診断を受けておくべきです。とりわけ、歯肉からの出血を伴う時は要注意だといえるでしょう。

下痢・嘔吐

水を与える

下痢をしたり吐いたりということは、何か体に異常があった場合に、子ども自身がそれを治そうとして一所懸命努力している姿です。それをむやみに薬で止めてしまってはいけません。しかし放っておいてもいけません。

まずお母さんが第一にしなくてはならないことは、お腹に触ってみて弾力があるかどうかを確かめることです。もしペチャンコになっていて柔らかければ水分が不足しているということです。脱水症状を起こしかけているわけですから、極力水分を与えるようにします。水を与えない限り、どんな薬を使っても治りません。薬を使うと、症状は先にとれますが、早く治るのは水を十分に与える方です。

吐くからといって水を与えないでいると、吐き気はますます強くなります。飲むのを嫌がっても与えなくてはいけません。スポイトを使ってでも、少しずつ根気よく水をやることです。場合によっては水を飲ませると、飲んだ水より多く吐くこともありますが、そこをこらえて与え続ければプラスマイナスゼロのところ、つまり、もとの状態にもどります。

先日、私の診療所に来た一〇か月のNちゃんは三日前から一日一五回以上の嘔吐と二〇回以上の下痢で苦しんでいました。私は、めったに入院をすすめることはないのですが、この時ばかりは、お母さんに入院をすすめました。しかし、そのお母さんは、上の子で水を与えて治すことに慣れていたので「もう一晩頑張って水をやってみます」と言うのです。私は少し不安でしたが、入院を一日延ばして様子をみることにしました。そしてその晩にソリタT（ミネラル剤）を溶かした一五〇〇ccくらいの水を吐くのをかまわずスポイトで与え続けたところ、翌日には吐き気がかなり収まってきて、二日目には下痢の回数も一日五～六回に減少し、とうとう入院せずに一週間ほどで治癒しました。

水分を与える場合、普通の水道水や重湯、葛湯の他に野菜スープなどが適当です。野菜スープには人参をたっぷり入れます。下痢の場合はとくに便の色がだいだい色になるくらい人参を与えるとよいのです。人参には滓《かす》物質という水分を吸着する物質が含まれていますから、便の量も増えてきます。

母乳はどうするか

乳児が下痢をすると母乳をやめてしまうお母さんがあります。健康な時でも人工・混合栄養児より母乳栄養児の方が便の回数も多く、軟らかいことが多いせいかもしれません。しかし、軽度の下痢症の時には母乳をやめる必要はありません。もちろん母乳といえども動物性食品ですから、下痢や嘔吐があまりに頻回の時はやめた方がいいでしょう。そして母乳の代わりに重湯や葛湯を与えるといいと思います。

とにかく、下痢にしても嘔吐にしても、治すためにそういう症状が出ているのだということを覚えておいてください。けっして安易に下痢止めや吐き気止めの薬に頼ってはいけません。失われた水分とビタミン、ミネラルを補うことを第一に考えることが大切です。

便秘

便秘は放っておいてはいけない

急患で四歳のTちゃんがやってきました。やや機嫌が悪く、食欲が落ちている程度でそれほど平常と変わったところのなかったTちゃんが、突然激しい腹痛を訴え、ぐったりしてきたといいます。顔面は蒼白で息苦しそうにしています。お腹にさわるとパンパンに張っています。「便通は?」とお母さんに尋ねますと、もう四日間も排便がなかったとのこと。早速浣腸すると、苦しみながら少量の硬い便を出したあとで大量の便を排出しました。それとともに、みるみる顔にも赤味がさし、見違えるように機嫌がよくなりました。

子どもが下痢したり、吐いたりするとお母さんはあわてていらっしゃいますが、便秘に関しては一般に無関心な方が多いようです。

下痢よりこわい便秘

下痢と便秘では、多くの場合、便秘の方が恐ろしいことをしっかり認識していただきたいと思います。そもそも初発症状としての下痢は何か異常があった場合の自然治癒力のあらわれですから、失われた水分やミネラルを十分に補えばさほど問題になることはありません。しかし便秘の場合は、老廃物が体内に蓄積されるわけで、放置しておくと重大な事態を招くことがあります。

成人してからでも、便秘はさまざまな病気のもとになるのです。とくに、これから増加してくると考えられる大腸癌の重要な原因にもなりえます。したがって、子どもの将来のためにも、平常から食事、運動、生活リズムに心くばりをして、乳幼児期から規則正しい排便の習慣を確立しておいていただきたいと思います。

正常な熱

健康でも高体温になることがある

「あなたのお子さんの平熱は何度ですか?」と聞かれて、すぐに答えられるお母さんはあまりいないでしょう。体温を計るのは、たいてい病気の時ですから、正常時に朝昼晩と継続的に計っているお母さんはほとんどいないはずです。しかも、子どもは夏と冬、朝と昼では体温が違ってくるのが普通ですから、そこまで知っておくのは大変です。学校では予防注射をする時は五日間連続して計りますから、はっきりとつかめますが、そうでなければ何度から何度の間が正常体温なのか知らなくても仕方がないでしょう。

熱の場合も、咳と同様に熱そのものを問題にするよりも、むしろ全体的な把握が必要になってきます。

大人の場合は、ある程度体温が一定していますが、子どもの体温は不安定なのです。たとえば二歳以下の子どもに多い夏期熱の場合、六月の終りくらいから九月の初めくらいまで、正常体温が最高三九度前後になりますが、食欲もあって元気なので心配はいりません。夏期熱は病気ではなくて、この時期のその子どもの正常体温がときには三九度に達するということです。子どもの体温は外界の気温に左右されやすいのです。つまり子どもの体温はちょっとしたことで急激に変わるということです。ですから乳幼児を車の中に入れて閉め切っておいて大変なことになるケースが多いのはそういうことを親がよく知らないからです。子どもと大人とは違うということをよく認識しておかなければなりません。

大きな子どもは外界の気温が上がってくるにつれて体温も上がってくるのが普通ですが、二歳以下の小さい子は熱がこもってしまうので、同じ夏期熱でも昼間暑かった時に夜中から朝方にかけて発熱することが多いのです。そういう場合も昼間熱が高くなるような要因がなかったかどうか考えればすぐわかります。

毎日三九度もの体温になれば親は心配になりますが、夏期熱かどうかの診断をつけるために試しに昼間クーラーをつけた部屋ですごさせてみます。その次の日は熱が出ないという確認ができれば夏期熱ということになり、何も心配はいらないわけです。クーラーは診断さえつけば、もういりません。

一日のうちで熱が下がっている時には、お風呂に入れてもいいのです。それを解熱剤などを使って熱を下げると判定がつかなくなりますし、危険です。

要するに、子どもの場合、健康でも高体温になる時があるということを知っておく必要があるということです。

体温の正しい計り方

予防注射をする前に体温を計ってもらうと、問診票に三五度台の数値を平気で記入してくるお母さんがよくあります。こういう時はたいてい計り方が間違っていますから、もう一度きちんと計り直してもらいます。ほとんどが体温計のあて方の間違いと検温時間の間違いが原因になっています。

まず、あて方についてですが、普通は腋の下にはさみます。しかし、そこで計れるのは体温ではなくて皮膚の温度です。体温というのは、体の中の腔所の温度ですから、口腔内や直腸内で計るのが体温に最も近い温度だということになります。しかし、それでは面倒なので便宜上皮膚温を計っているわけです。皮膚温だからどこで計っても同じようなものだと思われるかもしれませんが、一番温度が一定になりやすいということで腋窩を選んでいるのです。腋の下の温度は体温より低いのですが、皮膚の温度の中では一番体温に近いのです。そして同じ腋窩でもくぼみの奥が一番安定しています。体温計の尖端が、一番深い部分にあたっているのが、よい計り方です。しかし、多くの場合、ただ腋窩に体温計をはさんでいるだけなので、誤差が大きくなってしまいます。

また一定の温度の所に入れた場合に一分間で正確な示度を示すのが一分計であり、三分間で正確な示度を示すのを三分計といいます。ですから検温時間は体温計をあててから一分間なり三分間なりではないのです。

たとえば部屋をストーブで暖めることを考えてみますと、点火した直後には部屋の温度は何度かということはいえません。部屋全体の空気が一定の温度になった時にはじめてその部屋の温度は何度であるかということがいえるのです。それと同じで、狭い部屋である腋窩が一定の温度になるのに、およそ一〇分間はかかるのです。あてて一〇分たってから一分計なら一分間、三分計なら三分間、五分計なら五分間計るのが正しいやり方です。小児科医は昔からそういう検温法をしてきました。

しかし、一五分というのは何としても長すぎますので、私はなるべく三〇秒計か一分計を使って一一分間計っていただくようにしています。そうやって計ると三六度から三八度くらいが子どもの正常体温なのです。三七度以上はすべて異常だというのは誤った考え方です。

子どもの発熱を心配する前に、体温の正しい計り方と子どもの正常体温をはっきり知っておいていただきたいと思います。

病的な熱

なぜ熱が出るのか

次に、病的な熱が出た時に、どういう対応をするかということが問題になってきます。まず、なぜ熱が高くなっているのかということをよく考えなければなりません。高熱が出るということは、ときには自分の身を守るためなのだということが基本になります。

たとえば感染症の場合、細菌やウイルスは熱に弱いので、それらが体の中に入ると体はそれを殺そうとして一所懸命熱を出します。事実、体温が上がると細菌の鉄の代謝が増え、細菌の中の鉄分が減るという報告があります。鉄分が減るということは、細菌やウイルスが弱るということです。一所懸命菌やウイルスを弱らせようとして熱を出しているのに、それを下げてしまったら人間の体も楽になるかもしれませんが、細菌やウイルスはもっと喜びます。しかもただ解熱剤で熱を下げているだけですから、病気自体は、相対的にいえば悪くなるということになるでしょう。

抗生物質は体温が高い時の方が効果が上がりますが、同時に解熱剤を使うと、せっかくの抗生物質の効果を解熱剤が弱めてしまうことになります。私は抗生物質はあまり使いませんが、使わなければならない場合ももちろんあるわけですから、そういう時にも解熱剤は併用しないことにしています。病気の治りを遅らせることがあるからです。

解熱剤はこわい

また、解熱剤には別のこわさもあります。解熱剤を使うと、体温が急激に下がってショック状態になり、場合によってはショック死に結びつくこともあるのです。私も解熱剤を出す場合がありますが、それは顔色が青くて自分で熱を下げる力がない場合に限ります。できるだけ使わない方が望ましいのです。

一九六三年、オーストラリアの病理学者ライ博士によって初めて報告されたライ症候群という病気があります。稀な病気ですが、肝障害を伴う急性脳症で死亡率七五％にも及ぶ恐ろしい病気で、その原因は未だに明確にされていません。しかし、一九八五年一月、アメリカでは〝インフルエンザや水痘にかかった子どもにアスピリンを使うと、ライ症候群が二五倍にも高まる恐れがある〟と警告を発しています。

こうしたことからも、薬によってむやみに熱を下げるということがどんなにこわいことか、お母さん方に理解していただきたいと思うのです。熱というのは体を守るために出すものだという基本的な把握ができていれば、あわてて解熱剤を飲ませるようなことは少なくなります。

安心な熱

さて、病的な熱にもいろいろあって、同じように高熱であっても安心な熱とそうでない熱をきちんと見分けることが大切です。熱の出はじめで、発熱以外の他の症状がない場合には、その熱が安心なものかどうか簡単に見分けられます。

安心な熱は、顔や体がほてって真っ赤になっている状態の時です。毛細血管がうんと拡がっている状態です。熱を出すことは一つの治癒機転であっても。それが継続していると当然体の方も負担になりますから、ある程度下げようという働きが出てきます。下げるためには毛細血管を拡げて体温を放散しますので、放散させる状態がうまくできている時は体は赤いし、熱くなるのです。ですから赤くて熱い時は、高体温であっても放っておいていいわけです。そういう時には医者に連れて行く必要はないのですが、多くのお母さんはあわてて飛んで来ます。むしろ家で静かに寝かせて、水を十分に飲ませておいた方がいいのです。子どもはそんなに弱い生き物ではありませんから、自分で熱を下げる力を持っています。体がほてっていて比較的元気がある場合には、ほとんどの発熱は心配のないものなのです。

危険な熱

心配な熱というのは、それほど多くはないのですが、熱が出てもそれにうまく体が応じられずに、顔や体が青ざめてしまう場合です。熱は高いにもかかわらず手足や体が冷たいという時はこわいのです。これは毛細血管が拡がらない状態ですから、自然治癒力が落ちて、体が弱っているということです。あるいは体はちゃんとしていても病気自体が非常に重いということも考えられます。いずれにしても、こういう時は医者に飛んで行かなくてはなりません。

ところが、お母さん方はそういう時はそのままの状態で様子を見ていることが多いのです。熱感はあまりないし、おとなしくしているのでお母さんは見ていて楽なわけです。同じ三九度くらいの体温であっても連れて来なくていい時に飛んで来るお母さんは、このような本当に連れて来なくてはいけない時に放っておいて、何日かたって他の症状が加わってきてから来るようなことがあります。場合によっては手遅れになってから連れて来ることもあります。

また、いくら体が赤くて、ほてっていても、ある程度以上の高熱はやはりこわいということがあります。医学的な研究ではその境界線は四二度だといわれています。四二度を越さない限り、脳に障害は起こりません。したがって初発症状としての発熱であっても青くなったり四二度を超した場合は医者を訪れる必要があるわけです。

四二度を越すとなぜ危険かというと、熱が高いから危険なのではありません。体温調節中枢というのが間脳の部分にあり、子どもの場合は調節機構は弱いながらも四一度を越える熱が出ると、いくら防禦のために熱を出しているといっても自分も負担が大きくなるので、それを下げようという指令が脳から出ます。それである程度自然に下がるわけですが、四二度を越えてしまうということは体温調節機構が働かなくなっているということです。つまり脳に何か異常があるのではないかということを考えなくてはならないことになります。たとえば脳腫瘍や、打撲後の頭血腫がないか、脳炎がないか、ということを疑ってみなければなりません。脳の体温調節中枢がある場所に異常が出てくれば、異常高体温になることが十分考えられるのです。

逆に扁桃腺炎やちょっとした風邪などで、三九度や四〇度の熱が出て、それが二、三日続いたとしても、そのために脳がおかしくなるということはありません。それを逆に考えているお母さんが非常に多く、脳がおかしくなっては困るからと早く熱を下げようとして解熱剤を使ってしまうケースが目立ちます。そうではないということを知っていれば、発熱の時に医者を訪れる回数はかなり減るはずです。

もう一つのチェックポイントは、熱の続く日数です。三日以上続くような熱については、四二度を越えなくても、また脳障害のあるなしにかかわらず、もっとこわい病気がかくされている可能性もあるので、元気がよくて機嫌がよくても医者にかかる必要があります。

発熱時の看護

熱が出た場合に、医者にかかる必要はなくても、当然のことですが、放っておいてはいけません。家庭での正しい対応の仕方が大切です。どんな場合でも子どもに接する時に大事なことは、実際の症状にとらわれるのではなくて、いかに子どもを楽にしてやるかということに重点を置かなくてはなりません。突発性発疹などの場合、三九度や四〇度の熱が続いても、機嫌がよく、元気もあれば、子どもはそこで楽な状態にいるわけですから、無理に熱を下げる必要はありません。なるべく自然の形で熱を下げていくことが大切です。

まず一番大事なことは、汗が出やすいようにすることです。せっかく苦労して毛細血管を拡げて余分に汗が出るようにしているのですから、汗が出やすいような状況作りを親がしてやら

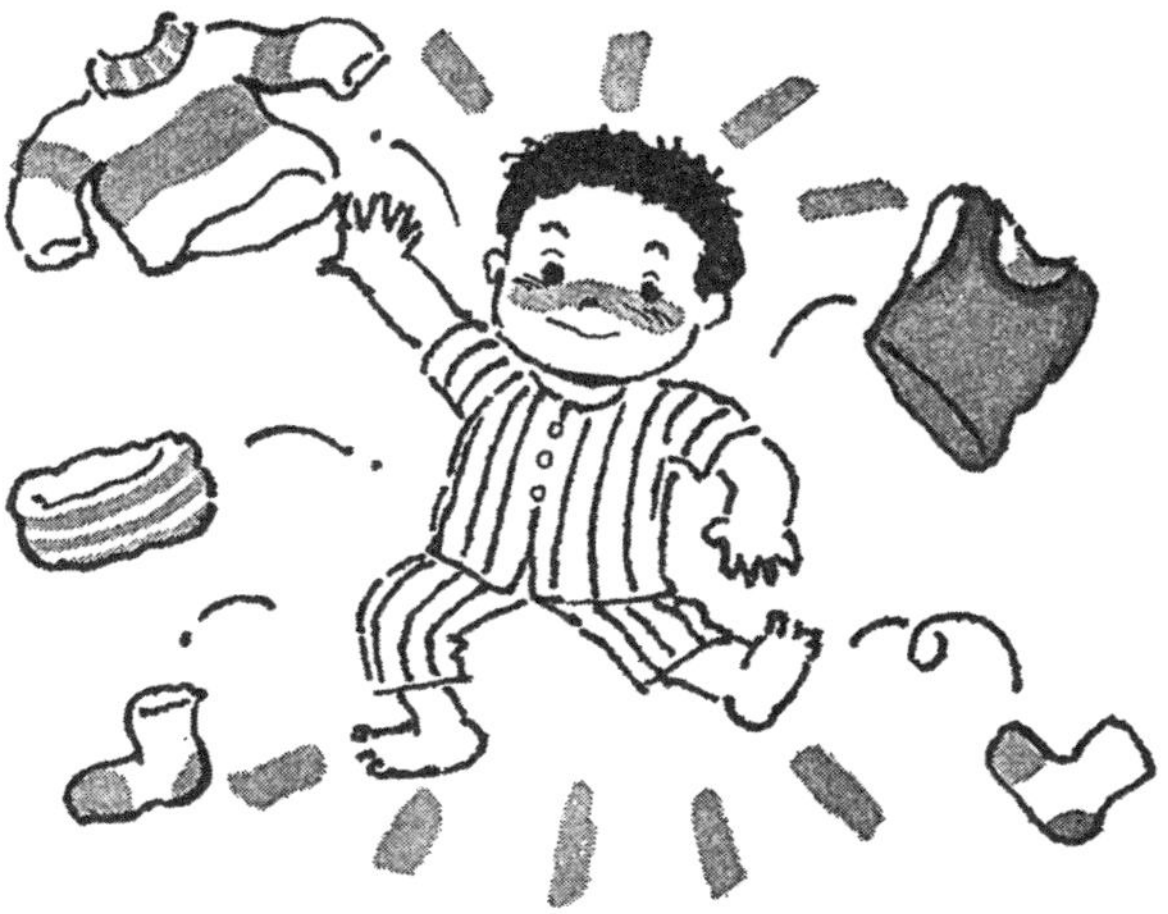

なければなりません。そのためには着る物や布団はできるだけ薄くします。アメリカでは子どもが熱を出すと、裸にして、冷たいタオルで汗をふいたり、ぬるい風呂に入れたりします。これはふさがっている汗腺を開いて汗をかかせやすくするためです。そこまではしなくてもいいと思いますが、少なくとも薄着にして欲しいと思います。

理想的に汗が出ている状態というのは、けっしてじっとりしてはいません。これも勘違いしやすいのですが、たくさん着せて、たくさん布団をかけて、汗がじっとりにじんでくると汗をかいたと思うのは間違いです。むしろ汗腺をふさいでしまって、出ていくべき汗が出なくなっている状態といえます。もちろん極端に発汗が多い時には汗ぐっしょりになることもありますが、そういう時はまめにふきとったり、下着をかえたりして次々に汗が出やすい状況作りをしてやらなくてはなりません。自分で治そうとしている時にむりやり着せたり、布団をかけたり自然に反することをしていると、下がるべき熱も下がらないことがあるのです。

また、氷枕や氷のうを使うお母さんが多いのですが、これは熱を下げる効果は全くありません。しかし、熱を下げる目的で使うのではなく、子どもが気分がよくなるというのであれば、あてるのはかまいませんが、はっきり意志表示のできる子どもに限ります。赤ちゃんや小さい子では時には肩を冷やして血管が収縮してしまい、汗が出なくなってしまいます。

とにかく、薄着にさせて汗をかかせることに専念すればいいのですが、汗をかかせたからそれでいいというものではありません。汗で失われた水分をきちんと補わなければいけないのです。その水分の補給も大人が汗をかいた時に水を飲む量とは全く違って、赤ちゃんなどは体重割りにして大人の三倍ないし五倍の水が必要になってきます。それをゆっくり飲ませるようにします。ただし心疾患や腎疾患など水代謝に関係のある病気をもっている子どもの場合は、水を与えすぎることは禁物です。

そして、汗には水だけではなく、ミネラルがたくさん含まれていますから、それを補給するために野菜や海草を十分に与えます。固型分がとりにくい場合には野菜スープにしてあげるといいでしょう。

つまり、体から失われたものを足して、体を症状が出る前の状態にもどすようにしてやればいいのです。そうやって様子をみて、まだ三日も熱が続くようであれば、医者を訪ねてください。

熱性けいれん

落ち着いて見守る

K子ちゃん（二歳）を抱えたお母さんが血相を変えて診察室に飛びこんできました。昨日まで元気だったK子ちゃんが急に高い熱を出してひきつけたというのです。K子ちゃんの口のまわりには血がべっとりとこびりついています。何かで読んだのでしょう。お母さんが割箸を口の中にこじ入れようとして傷つけてしまったのです。病気は急性咽頭炎で数日で治りましたが、その時には口内の傷はまだ完治していませんでした。

熱性けいれんを起こした時に、舌を噛んではいけないと口の中にガーゼや割り箸やスプーンなどを入れようとするお母さんがあります。しかし、舌を噛むようなケースはほとんどなく、かえって入れようとするものによって口内を傷つける例の方がはるかに多いのです。私が開業してからも、二人のお母さんが指を子どもの口につっこんで噛まれ、縫うようなケガをしました。

子どもが熱性けいれんを起した場合、一番大切なことはお母さんがつとめて落ち着くようにすることです。意識を失っているのですから、玩具、火の気などケガややけどの原因となるようなものを片づけ、衣類の緊張をゆるめてやります。そして時計を見てください。最初のひきつけの際は、当然のことながら動転して時間が非常に永く感じられるからです。

こんなことを言っている人がいます。子どもがひきつけたら、お母さんはまず台所へ行ってお湯を沸かし、お茶を一杯飲んでからもどってみれば、ほとんどの場合、子どもはもう落ち着いているというのです。そういうことができるかどうかは別にして、そのくらいお母さんが落ち着いていた方がいいということです。えてして強くゆすったり、名前を呼んだりしがちなのですが、こうしたことは子どもにとってマイナスになるので、何もしないでじっと見ているのが一番いい処置になるのです。多くの場合、熱のあるけいれんは心配ないことが多いのです。ほとんどの場合は、静かに様子を観察しているうちに二～三分で意識を取りもどします。

医者に診せなければならない時

しかし、めったにないことですが、一五分～二〇分を超えても意識がもどらないような時には、かかりつけの医者に連絡するなり、救急車を呼ぶなりしましょう。次のような時も医者を訪ねる必要があります。一回のけいれん時間は短くても、一日に何回も繰り返す時、または一日に一回、短時間であっても、昨日も今日もまた明日もというように短期間に繰り返しひきつける時です。

また一般に熱性けいれんは両方の手足を対称的に動かす両側性の場合が大部分ですが、偏側性、または部分的にひきつける時は要注意です。単純な熱性けいれんではなく、脳に何か問題があることも考えられるからです。それから、ひきつけが収まったあと、手足にまひが残った場合も医者に診てもらう必要があります。

なお、発熱を伴わないけいれんの場合は、脳腫瘍、てんかんなど楽観を許さない場合もありますので、すぐに医者にかかるようにしてください。

解熱剤がけいれんを起こす

どうしてけいれんが起きるのかということですが、これは自律神経の緊張が高まったために血行障害を起こすからです。大人でも発熱した時にふるえが止まらなくて、いくら布団をかけてもカタカタふるえるということがありますが、小さい子どもの場合は生理的に防禦力が強くありませんから、意識障害にまで行ってしまうのです。一般的に熱性けいれんは前に発熱という段階を経る場合が多く、けいれんと同時に意識がなくなるケースがほとんどです。

子どもの十人に一人くらいは熱性けいれんの既往をもっていますが、安易に解熱剤を使うことによって人工的に熱性けいれんを起こす機会をつくり出していることも考えられます。

どんな病気でも一つの熱型というのがあって、放っておけば、その熱型に沿った経過をとります。体温が上昇する時に解熱剤を使っても熱は下がらないのでむしろ心配ないのですが、問題は放っておいても下がる時に解熱剤を使うと極端に下がってしまうことです。熱は下がっても病気が治ったわけではありませんから体温はまた上昇します。下がった所から上がるので、上がり勾配が大きくなって、そういう時にひきつけやすいのです。四〇度なら四〇度の熱がずっと続いているような時には、熱性けいれんはあまり起こりません。脳炎などの場合は別の原因でけいれんは起きますが、単純な扁桃腺炎や突発性発疹などの時に、ある程度熱が一定していれば、熱性けいれんが起こることはあまりないのです。解熱剤を使うことによる体温の急激な変化がけいれんを増やしていることもあるのです。

アトピー性皮膚炎

食事とアレルギー

子ども達の体のおかしさが指摘されて、すでに久しくなりますが、一九八四年のＮＨＫの調査によれば、アレルギーがその第一位を占めています。なかでも乳幼児におけるアトピー性皮膚炎はまさに激増としか言いようがありません。

アトピーとは〝奇妙な〟という意味で、今から六〇年以上も前（一九二〇年）に、いろいろな物質に対する先天性の過敏症についてCocaが命名し、Cookeが補足したものです。CocaとかCookeという人名が、私には何か象徴的に思われてなりません。

アトピー性皮膚炎の原因としては、鉄筋住宅、冷暖房による外界と隔絶された住環境、紙おむつ、化繊製品など不自然な衣料、それを洗う公害のもとになる合成洗剤、袋づめに代表される食べものとは呼べない加工食品の氾濫など、衣食住全般の急激な変化が考えられます。

とりわけ最近では食物によるアレルギーが注目されています。アトピー性皮膚炎をひき起こす食品のトリオとして、牛、卵、豆があげられていますが、それぞれに微妙な相異が認められます。牛に関する食品に起因する皮膚炎は乾燥性で軀幹、四肢に多くみられます。卵に起因するものは湿潤性で顔面、四肢の末端部に多くみられます。豆（とくに大豆油）に起因するものは脂漏性で頭部、肘関節、膝関節部などに多くみられます。この他、豚肉、サバ、イカ、マグロなど、さらには小麦や米にまでアレルギーが認められる例すらあるのです。

しかも、このところ漸次アトピー性皮膚炎の症状が強まりつつあり、治癒傾向も遷延してきているのです。これは自給自足の衰退により、自然の恩恵を受けた食べものが減り、工場で生産される加工食品が増え続けていることと深い因果関係があると、私は考えています。

こうした視点から考えると、妊娠期間中の母親が欧米化された誤った食生活を改めること、乳児を極力母乳で育てることがアトピー性皮膚炎の予防に重要な意義をもってくるのです。

人工栄養児の体質病

母乳主義で知られる群馬大学名誉教授の松村龍雄さんは、母乳栄養児と人工栄養児との比較研究をしておられますが、人工栄養児に特徴的な症状として、ミルク嫌い、吐乳、便秘、下痢、夜泣き、おむつかぶれ、温疹、じん麻疹、ストロフルス、皮膚を痒がる、皮膚がザラザラしている、ゼイゼイして治らない、喘息を繰り返す、時々お腹を痛がる、自家中毒症を繰り返す、立ちくらみ、食欲があまりない、顔色が悪い、夜尿症、疲れやすい、飽きっぽい、車酔い等々をあげておられます。

これらが粉乳のつくる体質病だとおっしゃっているのです。そして、こうした体質病が激増している真の原因は、母乳栄養児が激減して、人工栄養児が増えていることにあると断言しておられます。日本の母乳栄養が占める割合は戦前には九〇%もあったのですが、現在はわずか三〇%にすぎません。母乳栄養が減るにつれて、アトピー性皮膚炎などがあきらかに増えています。

あせらず治す

不幸にして、お子さんがアトピー性皮膚炎になってしまった場合には、あせらずゆっくり治すことが重要です。たとえば生後半月くらいからアトピー性湿疹が出たとします。そして、二歳になるまで、食べものや衣類や合成洗剤などに全く気をつかわずに育ててしまったとします。そこで気づいて治そうとしても、それから治るまでに四年くらいはかかります。つまり、それまでの間の二倍かかると考えてください。急激に治そうとしても不可能ですし、あせることはマイナスになります。腰を落ちつけて、じっくり取り組む姿勢が何より大切です。

気管支喘息

アレルギー病の根は一つ

いわゆるアレルギー性疾患といわれているものには、アトピー性皮膚炎の他に、気管支喘息やアレルギー性鼻炎などがあります。もっと幅を広げれば、夜尿症やチック症、自律神経失調症、自家中毒症、乗り物酔いなどもアレルギー性疾患に含まれます。基本的には、どれも同じ原因による同じ病気だと考えられます。その中から気管支喘息をとり上げてみましょう。大切なことは気管支喘息は呼吸器の病気ではないということです。しかし呼吸器の病気でもあるということです。全身がおかしくなっていて、その症状が主として呼吸器にあらわれてきているのが気管支喘息なのです。ですから喘息の患者さんは他のいろいろな症状が伴って出てくる場合が多いのです。

以前から気管支喘息などアレルギー疾患と真剣に取り組んでおられる満川元行さんの報告に

よると、気管支喘息の患者さんにはアレルギー性鼻炎が八四・三%、アトピー性皮膚炎が四四・九%合併しているということです。また、アレルギー性鼻炎の子ども一〇・〇%が気管支喘息を、二六・〇%がアトピー性皮膚炎をもっているというのです。同様にアトピー性皮膚炎の子どものうち七・一%が気管支喘息を、四六・〇%がアレルギー性鼻炎をもっているということです。つまり、これらはほとんど同一の疾患と考えていいということです。合併症とか続発症とかいうことではないのです。

原因となるもの

これらのアレルギー疾患は自然界には見られない病気です。野生動物には気管支喘息やアトピー性皮膚炎はありません。人間でも、おそらく文明に侵されていない人達にはないのではないかと思います。

するとアレルギー疾患というのは、自然に反することをすることによって人間が作り出した病気ではないか、しかもかなり最近に作り出された病気ではないか、ということが考えられます。三〇年前には喘息は千人に一人くらいしかみられませんでした。それがこんなに増えてきたというのはいったい何が原因なのでしょうか。一番考えられるのは、生活環境の変化です。

コンクリート住宅が増え、エアコンを使用する家が増えました。アルミサッシなどで密閉性と湿度が高まりました。絨毯やカーテンの使用頻度が高くなりました。これが結果としてほこり、ダニ、カビを増やし、アレルギー疾患をひき起こす原因の一つとなっていると考えられます。つまり文明の恩恵を受けることによって、反面子どもの健康が損なわれてきているといえます。

なかでも一番問題になるのは絨毯です。多くの家では畳の上に絨毯を敷いているようですが、これがダニを多く発生させるもととなっています。まず畳の下にほこりがたまり、畳と絨毯の間にもたまり、さらに絨毯の上にもたまることになって、それに湿度が加わると、ダニにとっては絶好の繁殖の条件となります。かなり高湿の場合には畳一枚に一八〇万匹ものダニがいるそうです。六畳間に東京都の人口と同じくらいのダニと一緒にいることになります。そういう中にいたら、おかしくならない方がおかしいと思えてきます。

しかも掃除をする時は昔のような水拭きではなく電気掃除機を使いますから、これは一見いいようですが、実はほこりをただ下から上に吸い上げているだけで、ダニのような細かいものは排気口からみんな出ていってしまうのです。つまり絨毯や畳の中にいるダニを空気中にまき散らすことになります。

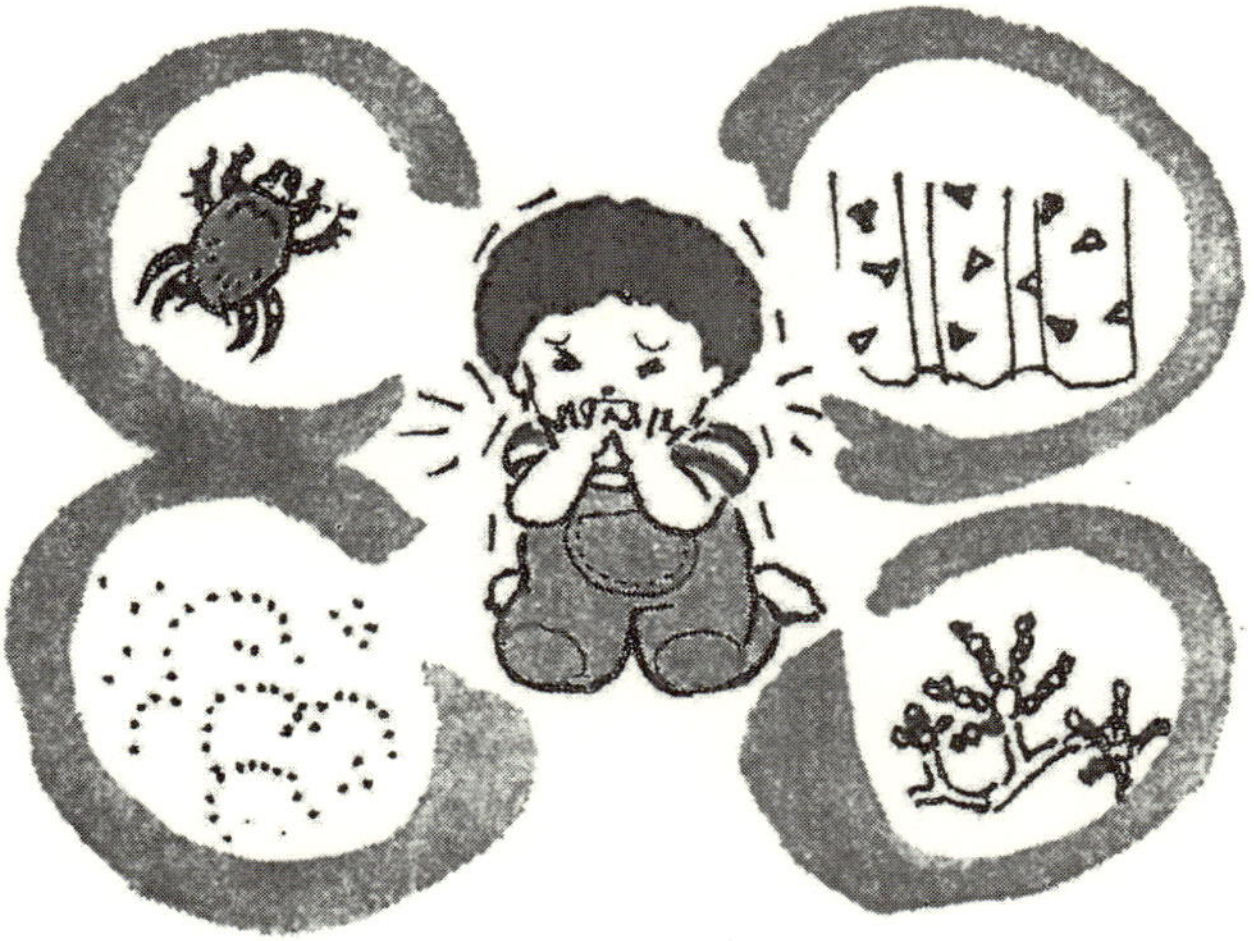

また、排気ガスなどによる大気汚染も原因の一つと考えられています。さらに宅地化による緑の減少が、花粉疱などのアレルギー症状を起こしているとも考えられます。緑が減ってくると種属を守ろうとして防禦本能が働き、花粉が増えてくるといわれているのです。

加えて、アレルギー疾患を起こす原因として、化学繊維、合成洗剤の使用増加、各種の石鹸、台所洗剤、入浴剤、化粧品、合成樹脂による建材、家屋、家の中でのペットの飼育などがあげられます。また洗う機会の少ないぬいぐるみなども原因となります。ですからアレルギー疾患の場合には原因を一つに限るのではなく、総合的に対処していただきたいと思います。

また気管支喘息が自然界の動物に見られない

要因に〝心の問題〟があります。本人または家族の心が気管支喘息の発症に微妙な影響を及ぼすわけで〝イメージの病〟といわれる所以でもあります。

M君（十歳）のお母さんはある意味では模範的なお母さんでした。小さい頃から気管支喘息だったM君のために、医者から言われたことは忠実に履行し、気管支喘息に関する知識も可能な限り吸収してそれを実行に移していました。しかし、M君の状態は一向に改善せず、私のもとを訪れたのです。母親の言動にも、母子関係にもとくに問題は認められません。こうした例では、えてして母親が知りすぎていることが発症の原因になることがあるのです。

そこで、私はお母さんの頭の中から喘息に関するすべてを捨て去るようにすすめました。幸い、大変素直なお母さんで、だからこそそれまで医師の指示にも忠実に従ってこられたのでしょうが、私の意見も早速に実行してくださいました。それまでは少し咳が出たり、喘鳴が聞こえたりすると、すぐに喘息になるのではないかと心配して医者のもとを訪れていたのですが、以後冷静に客観的に対応するようになったのです。それとともにM君の喘息は薄紙をはぐように軽快してゆき、いまではほとんど発作を起すことがなくなりました。

気管支喘息の治療法のひとつに両親遮断療法があります。また喘息学校など両親から隔離して治療することもあります。いずれの場合も、両親から離れている間は発作が収まっている子どもが、家に帰ると再び発作に悩まされることがしばしばです。これはM君の例同様に、お母さんの頭の中に気管支喘息という病名がこびりついており、その不安感が子どもに伝わって発作を誘発するのでしょう。いずれにせよ、自然界には気管支喘息は存在しないのだとの確信をお母さんがしっかりもつことが、喘息離脱の近道であると思います。

日常生活の工夫

さて、日常生活のなかで喘息の子どもに対応する場合に一番重要なのは生活のリズムを整えることです。とくに早起きをするといいのです。早く起きれば咳や喘鳴や鼻水が出る時もあるでしょうが、そういう場合でも元気がよくて機嫌がよければ、いつも外に出して、冷たい空気に触れさせることが必要です。暖かい時に早く起きて外に出るのは誰でもできますが、喘息の子は一年中継続して外に出す方がよいのです。秋口から冬にかけては、とくに冷たい空気に触れていただきたいと思います。咳が出るからといって外に出さず、過保護にしていると、さらに悪くなることもあるのです。

また、喘息の子どもは交感神経の緊張が低下している場合が多いので、緊張を高めるような方法を考えなければなりません。それには冷たい刺激を与えるのが一番です。冷水浴や冷水摩擦や水泳をするとか、ふだんから薄着にして素足にするなどの方法があります。

よく頭寒足熱がよいということが言われますが、これは横隔膜を境目にして、そこから上は温めてはいけないし、逆にそこから下は冷やしてはいけないということです。すると病気によって治癒方法がわかります。喘息は横隔膜より上が主ですから冷やすことが主体になりますし、下痢、腸炎の場合は横隔膜より下が主ですから温めることが主体になるのです。

理想的なのは、早起きして、風呂場で十杯ほど水をかぶり、そのあと乾布摩擦をして体がホカホカしてきたところで縄とびやマラソンや体操をするというやり方です。水をかぶるのが大変でしたら冷水摩擦でもいいと思います。

こういうことを続けていれば、すべてがうまく循環していきます。しかし、一気にこれだけのことをやるのは困難ですから、徐々に理想の形に近づけていき、とにかく毎日続けるということが大切です。

私の診療所に来ていた喘息とアトピー性皮膚炎の小学生と中学生の三人姉妹は週六日、二時間ずつ水泳教室に行き、驚くほどよくなりました。これは単なる水の効果だけではなくて、六日続けて行くということがよい結果を生んだのです。学校から帰ってから夕食までの二時間、お母さんも一緒になって泳ぎました。日曜日にはお父さんも一緒に五人で泳いだそうです。その人達も始めから六日間、楽しく泳いでいたのではないと思います。週に一日、二日だったらみんな喜んで行きますが、六日となると、行きたくない日が必ず出てくるはずです。そこを我慢して続けることが心の鍛錬になるのです。水泳教室でなくてもマラソンでも冷水摩擦でも、時間の長い短いは関係なく、毎日やることが大切です。最初は短い時間でもいいのです。

読売ジャイアンツの原選手のお父さんは、三歳の時から毎日三キロ、走らせたということです。始めはお父さんが伴走していましたが、道を覚えてからは一人で走らせました。雨が降っても走らせました。それが終ってからご飯だったということを聞いたことがあります。

ですから〝継続は力なり〟ということが体を強くする基本になります。体だけを強くしようとしても無理なことで、心の鍛練と並行してやっていかなければ効果はありません。むしろ心の鍛練の方が大事なくらいです。そこでお母さんが妥協してしまうと、それまでの苦労が無駄になってしまいます。

喘息の発作が起きた時は呼吸が困難になるわけですから呼吸が上手にできるような訓練を日頃からしておく必要があります。昔からよく深呼吸ということが言われています。深呼吸は、たしかにいいのですが、子どもには面白くないので長続きしません。そこで、群馬県立がんセンター東毛病院の館野幸司さんは音楽療法というのを始められました。子ども達に好きな歌を歌わせて、フェルマータで末尾を思い切り延ばさせるのです。それで深呼吸と同じことになるわけです。あるいは笛を思い切り吹くとか百人一首を一気に読ませるとかいうことも同様の効果があります。

また、この頃座禅療法というのをとり入れている病院があるということを聞きます。お坊さんは、朝早く起きて、吹きさらしで姿勢を正しくして読経をします。読経をする時にはだいたい一分間に二呼吸から三呼吸しかしません。どれ一つをとってみても喘息にいいことなのです。子どもには一分間に三呼吸は無理としても、それに近い状態のことをしていれば、発作が起きる回数はずっと少なくなってきます。

発作が起きたら

実際に発作が起きてしまった時には、まず水を十分に飲ませて、呼吸がしやすい状態、つまり分泌物が下に流れやすい状態にしてあげます。それには寝かせる時に上半身を起こすような工夫などをします。そして、窓をあけて新鮮な空気を部屋に入れるようにします。

国立小児病院の飯倉洋治さんは、小・中学生では発作が起きたら、やかん一杯の水をもって外に出るように、とおっしゃいます。戸外の空気を吸ってやかんの水をゆっくり飲みながら星空でも眺めていれば発作は治ってしまうというのです。

発作が起きて苦しい時、ある程度薬を使うことはやむを得ないと思いますが、問題なのはどういう薬が使われるかということです。薬によっては、飲んだら発作がピタリと止まるような薬があります。そういう薬は、気管支を急激に拡げる強い薬です。気管支が拡がると呼吸は楽になりますが、血管は生理学的にいうと収縮します。収縮した血管に血液を流すためには、心臓にはより負担がかかってきます。そういうことを繰り返していると、心臓はだんだん肥大して弱ってきます。心疾患に結びつくことになり、寿命を短縮させることにもなります。そして、いつも薬を飲まないと発作を治せないような子どもになってしまいます。

発作の時は、心臓がうまく血液を送り出せるようにするために、肺の中にいっぱい空気を吸い込もうとしています。それで息の回数が増え、深くなっているので、あのように苦しそうに見えるのです。苦しそうに見えても、子どもが一所懸命努力して、酸素が十分に補えている状態なら、唇や手足の先に赤味が残っています。私はそういう時はあまり無理に気管を拡げる必要はないと思っています。

しかし顔色が悪くなったり、我慢の限界を越えている場合には医者に行かなければなりませんし、場合によっては強い気管支拡張剤も使わなければならないこともあると思います。

その見きわめは、子どもによって一人一人全部違うわけですから、お母さんが平常から注意深く観察することが大切です。そしてできれば同じ医者にずっと診てもらっていた方がいいのです。私も喘息の患者さんを診ても、この子ならこのくらいゼイゼイしていても何も使わなくても大丈夫とか、このくらいだったら弱い薬でいいだろうとか、経過を見ていますから、同じ症状でも人によって対応の仕方が全部違います。それは何回も見ていて、その子の体質を点ではなく、線でとらえていないとできません。そういう意味でもいつでも相談相手になれるようなホームドクターを持っておくことは大切でしょう。

以上のようなことは、あくまでも家庭やホームドクターの所で管理できる喘息児が対象であることは言うまでもありません。二次または三次医療機関の管理を必要とするような重症児には当てはまらない部分もあることは心得ておいてください。

V

大人にできることは

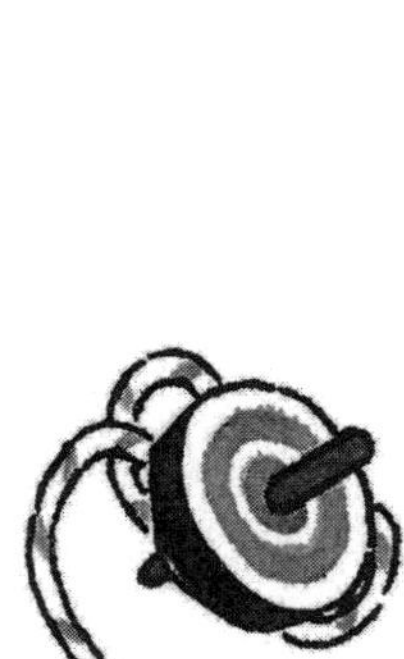

当たり前の子育てを

大切なことを見きわめる

私がこれまで書いてきたことは、なにも特別なことではありません。食生活のことにしても生活全般のことにしても病気のことにしても、すべて当たり前のことなのです。どこの家庭でもおじいさんやおばあさんや、近所のお年寄りから聞けるはずのことです。

しかし、いまは核家族化されてしまっていますから、そういう実際の体験に基づいた話を、直接聞く機会が少なくなっています。それで、やむをえず本で得た知識を規準にしてものを考えるようになります。熱心なお母さんほどいろいろな育児書をたくさん読まれるわけですが、それが混乱のもとになることがあります。何冊かの本を読んだ時に、同じことが違う表現で書かれていただけでもお母さんの頭の中に迷いが生じ、育児ノイローゼのようになってしまうお母さんもいるのです。そういうお母さんの不安感は、必ず子どもに伝わります。

ですから、枝葉の部分を気にするのではなく、やはり原点に帰ることが必要なのではないかと思います。川崎病や白血病などの病気のことを知るよりも、どんなものを食べさせたらよいのか、どんなものを着せたらよいのか、どういう所に住まわせたらよいのかということを知る方がずっと大切なのです。私が言っているようなことは、たかだか三〇年前には当たり前のことでしたから本にする必要もないことだったのですが、いまではそれを伝えることが難しくなっています。

いまのおばあさん達が子どもを育てた時代には病気の情報などあまりなかったにもかかわらず、子どもの育て方は、いまのお母さん方よりも上手でした。昔は子どもの数が多かったということもあるでしょうが、それだけではなくて、やはり育児の原点をきちんととらえていたからでしょう。特別に意識しなくても正しいリズムに合わせて生活していましたし、体によい食べものを子どもに与えていましたし、衣服、住居も気候風土に合ったよいものを選んでいました。それは自然に則して、あまり細かいことや難しいことを考えていなかったから、よい結果が出ていたのではないかと思います。

そういう昔のお母さんたちのように、いまのお母さん方も幹や根の部分を、しっかり身につけていただきたいと思うのです。つまり、幹や根の部分が、私の言う〝当たり前〟ということとなのです。ですから私は毎日の外来でも、病気のことよりも本当に大切なことについて話をすることに重点を置いています。

私がお母さん方によく言うことは、育児に関してはけっしてテレビのコマーシャルや雑誌の広告にまどわされないように、ということです。テレビのコマーシャルというのは、逆に非常にいい目安になります。私はいつも「コマーシャルに出てきたら、その商品を買うのはおやめなさい。少なくとも食べものや、洗剤や大衆薬品はおやめなさい」と言っています。努力はいりますが、自分の目で確かめていいと思った食べものを選んで欲しいのです。宣伝費をかけて、きれいな包装紙に包まれたものの原価がどういうものかを考えてください。そういうものを食べさせていたら、子ども達はどうなるか、そういうもので食器や衣類を洗っていたら子ども達はどうなるかということは、すぐにわかるはずです。そういう当たり前の感覚をお母さん方は身につけていただきたいと思うのです。

また、多くのお母さん方は、蝿や蚊が飛んでくることに関しては非常に神経質になりますが、逆に、蝿や蚊も飛ばない、ホタルも灯をともさない、セミも鳴かないような環境については無関心です。そういう環境が子どもにとって本当に衛生的な環境といえるのかどうか考えてみてください。そういうことに対しても、もっともっと目を開いていかなければならないと思います。

いろいろなことを体験させる

いまの子ども達は外遊びや運動をすることが減っていると同時に、家事労働も少なくなっています。しかし、家事労働の分担率が高い子どもほど、体の面はもちろんのこと、心の面でも健康であるといえます。赤ちゃんをおんぶするとか、お風呂に水を入れるとか、日常の暮らしの中で子どもにできることはたくさんあります。小さいうちから家族の一員として何かしらの仕事を受けもたせるようにしたいものです。

家事分担と同時に大事なのは、自然体験です。人間は自然界の中の特殊な動物ではなく、他の動物や植物と同様に自然の中で生かされている存在なのだということを、小さいうちから子どもに知らせなければなりません。それにはできるだけ小さい時から自然体験を積ませておくことが大切です。近くにハイキングに行くのでもいいし、親子で畑を耕やすのもいいと思います。

また、大切なことは、少々危険だと思われることも子どもにやらせた方がいいということです。たとえば、やけどを例にとると、共働きの家庭と専業主婦の家庭では、明らかに専業主婦の家庭の方が子どものやけどが多いのです。やかんに触ったら危険だとか、ストーブに近づけば危ないということを、親がいると子どもが気づく以前に、ストップをかけてしまうからです。共働きの場合はそういう危険をはっきり子どもに教えておくので、やけどは少ないという調査結果が出ています。

親は、子どもが危険を察知する能力を身につけられるよう配慮をしなければならないと思います。安全第一という考え方は捨てるべきです。小さいうちからある程度の危険な体験は積んでおかなくてはなりません。

そういう意味から幼稚園の通園バスに私は反対です。通園バスばかり使い、歩かないで育った子どもがそのまま大人になったとしたら、必ずどこかで大きな事故につながってくると思います。車の方に吸い寄せられるように出てくる子をずいぶん見かけますが、毎日歩いていれば、向こうから車が来たら、こういうふうに避ければよいということがわかってくるはずです。

私は外来に来た子どもの手足をまず見ることとしています。手足の色が黒いかどうか、小さな傷あとがたくさんあるかどうかを見るのです。きれいな白い色をして傷ひとつない子どもは、安全第一で育てられている危険な子どもだとわかります。そういう子を見たら「小さなケガは大きなケガの保険なんですよ」とお母さんに言うことにしています。実際小さなケガをしたことのない子どもが非常に増えています。それにもかかわらず、逆に簡単に骨折などの大きなケガをしてしまう子が多いのです。小さな生活体験や自然体験が積まれていないということを感じます。それは、子どもがしたくても、ストップをかけてしまう親の姿勢に原因があるとしか思えません。昔から〝子どものけんかに親は出るな〟と言いますが、けんかする以前に、親が出てしまっている場合も多く、結果として子どもの体も心もゆがませることになっているのではないかと思います。

段階を追った育ち方を見守る

育児には連続性と順序性ということが重要な意味をもっています。子どもは段階を経ながら育つもので、各段階にも幅があり、個性があるということを知っておかなければなりません。全部が同じように育っていくわけではなく、子どもによって相当幅があるのです。ある子はおむつが早くとれるかもしれないし、ある子は言葉が早く出るかもしれないというふうに、一人一人の個性があります。

そこで、両親が育児書を読みすぎますと、頭の中にレールが敷かれてしまうことになります。三カ月たったら、体重が生まれた時の倍にならなくてはいけないとか、何カ月になったら

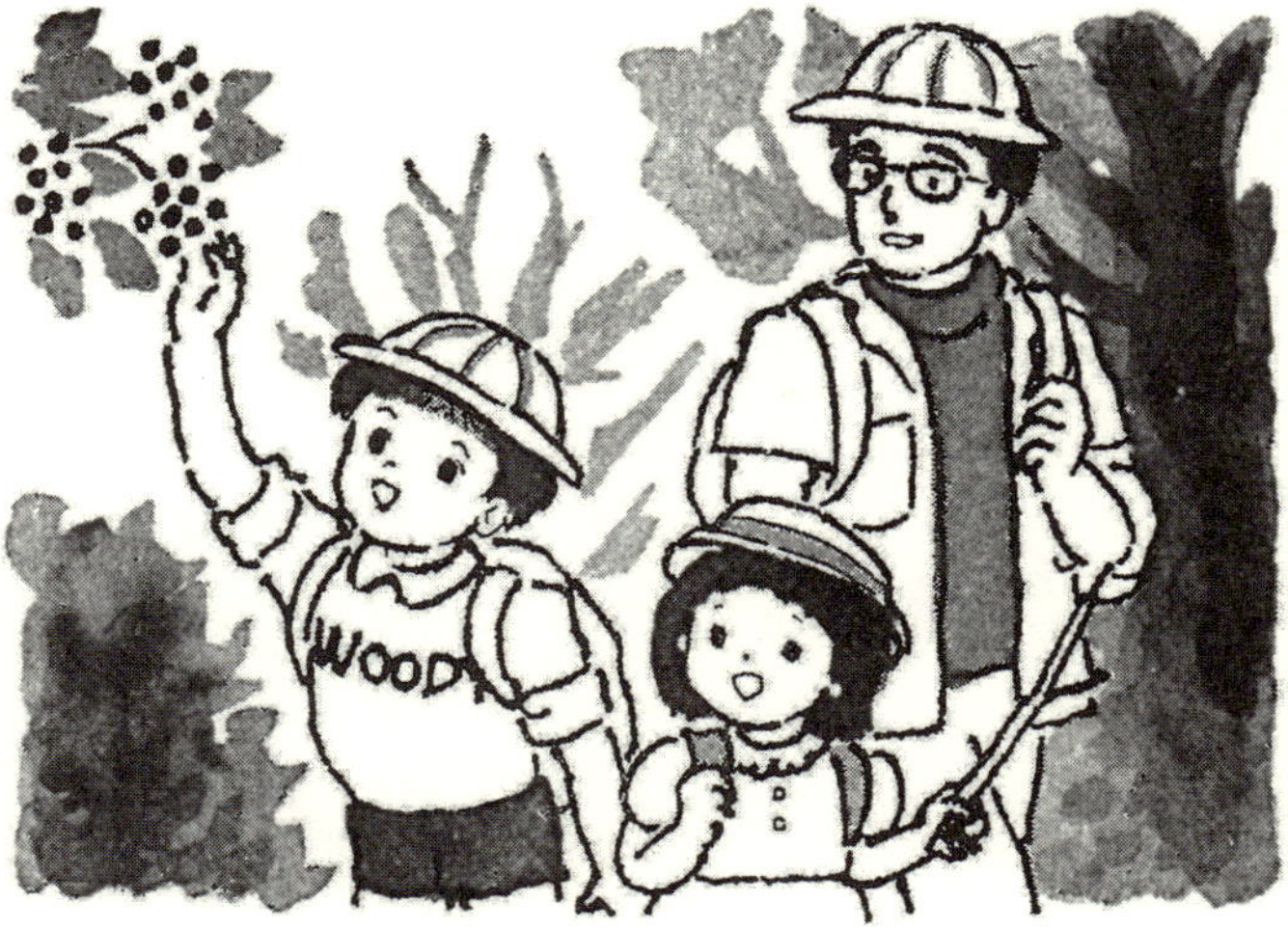

断乳しなくてはならないとか、一歳になったら歩かなくてはならないとかいう間違った固定観念ができ上がってしまうのです。そして、そこから少しでもはずれると、この子はおかしいのではないか、と感じるようになってしまいます。子どもが大勢いれば、一人一人がそれぞれのよさをもっていて、この子は、こういう面では遅れていても、こういう面ではすすんでいるというふうに考えることができますが、一人や二人の子では、比較の対象がどうしても育児書になってしまいます。すると、本に書かれていないことは異常だというような極端なとらえ方をするお母さんも出てきてしまうのです。

逆に育児書に書かれている基準よりも我が子の方がいくらかでもすすんでいれば、お母さんは安心します。そして、もっと早くいろいろなことができるようになればいいと望むのです。しかし、「うちの子はハイハイをしないで早く歩き出した」などと喜んでいると、やるべきことをやらなかった弊害が後になって必ず出てきます。

このことは、体の面だけではなく、心の面についてもいえます。よく〝十で神童、十五で天才、二十すぎればただの人〟などと言いますが、早いうちに間違った早期教育を受けると〝ただの人〟どころか〝異常な人〟になってしまうこともあります。

いま、有名大学の付属小学校へ入るための塾が増えています。そこに三歳から子どもを通わせたお母さんの話を聞いたことがありますが、小学校へ入るまでの三年間を猛勉強に費やしたのだそうです。朝六時から八時まで予習をして、十時から三時までは塾で勉強、さらに四時から六時までを復習の時間にあてたということです。そうやって、三年間、毎日八時間びっしり勉強させた結果、目指す小学校にすんなり合格したそうですが、もちろんその子の生活には遊びの要素は全くありませんでした。その子が将来どういうふうに成長するか、まだ結果は出ていませんが、私は非常に心配しています。

こういう育て方には子どもの発育の段階ということの認識が全く欠落しているとしか思えません。言語脳など知育に関する前頭葉の発育が完全になるのは、およそ一〇歳前後です。ですから、そのくらいの年齢から知育的なものを加えるようにしていけばいいのです。それまでは体をしっかり鍛えておかなくてはなりません。知育の面は、後でも追いつきますが、体の発育というのは、後では絶対に取り返しがつかないものなのです。しかし、だからといって、ただやみくもに運動させればいいというものではありません。体の発育にもちゃんと順序があるのですから、それに沿った形で体を動かしていくことが望ましいのです。七、八歳頃までには、いろいろな動作を習得させておく必要がありますが、それも無理して覚えさせることはありません。簡単な縄とびやマラソン、チャンバラごっこなどを繰り返すことによって運動の形を覚えさせればよいのです。その後、心臓や肺の働きが十分になってくる一二歳から一四歳くらいまでに持久力をつけるような鍛練をしていけばいいのです。最終的に筋力をつけるのは一五、六歳からということになります。

ですから同じ運動をするにしても段階をふまえてやっていかなくてはいけないということです。水泳を習うにしても、習うこと自体はいいのですが、小さいうちから、力強さや記録を狙わせてはいけないのです。小さい時に、無理していい記録を出しても、けっして将来伸びていきません。将来、プロになれるような素質のある子どもでも、小さいうちに、やみくもに運動させると、せっかくの子どもの才能を逆に殺すことになってしまいます。野球のリトルリーグでも、優勝することを、最終的な目標にするのは好ましくありません。

ですから、親が子どもの基本的な発育の順序をきちんと理解していれば、けっして子どもに無理をさせるようなことはしないはずです。体の面でも心の面でも、順序を経て少しずつ積み重ね、積み重ねしていけば、自然によい結果に結びつき、たくましい体とやさしい心が培われていくことになるのです。そういう見通しをもつ辛抱強さが、いまのお父さんやお母さんには欠けているのではないかと思います。何でも一気に結果を得ようとする姿勢が見られます。とくに意識していなくてもその子、その子に合わせてごく自然にやっていれば正しい順序に沿った育児になっていきます。それが〝子育ち〟です。

『橋のない川』の著者、住井すゑさんは、〝子育て〟という言葉をとても嫌われます。〝子育て〟というのは、親が一本の道を設定して、その上を歩かせるように育てていくことで、本来は〝子育て〟というものはなく、〝子育ち〟であるべきなのだとおっしゃっています。子どもが育っていく〝子育ち〟を、親は〝手を放して目を放さず〟しっかり見ていなければならないというのです。そこで手を放さずにいると、子どもに欲求不満が生じてきたり、思わぬケガに結びついたりすることにもなります。

しかし、お母さん達を責めることばかりもできません。核家族化されたなかでは無理のない面もたしかにあります。そこをどういうふうに乗りこえていったらいいのかということを考えれば、最終的には地域作りということになってくるでしょう。これからは地域のなかで子どもを育てていくことが重要になってくると思われます。

共働きのハンディを乗りこえる

昭和六〇年、労働省が発表した〝婦人労働の実際〟によると、日本の労働力の四〇%を女性が占めています。わが国の既婚女性三〇四〇万人中、一五五〇万人が働いており、半数以上が職業をもっていることになります。これは女性の地位向上という見地からすれば喜ばしいことに違いありません。一方、日本の労働者の一年間の労働時間は二一五二時間で、アメリカの一八九六時間、イギリスの一九三八時間、西ドイツの一六一三時間、フランスの一六五七時間に比べ、かなり拘束されていることになります（いずれも一九八三年調査）。そのうえ、通勤時間が諸外国より大幅にかかるのです。そうした条件のもとで、共働きをしながら育児をするのはどんなに大変なことかと思います。家庭のしつけができていないとか、母親がだらしないとか一概に責められない気がします。

しかし、こうした困難さのなかにあっても、乳幼児期の育児には、何とか最善を尽くしていただきたいものと願わずにはいられないのです。それが子どもの一生にとってどんなにか幸せなことであるばかりでなく、長期的な展望に立てば、お母さん方ご自身にも大きなプラスをもたらすことになると思います。

共働き育児を考える時、いつも思い浮かぶのはマザーリング研究所の竹永和子さんです。竹永さんは、共働きの女性は、仕事、勉強、育児の三つの輪をいつもバランスよく保ちつづけるよう提言しておられます。子どもの成長とともに三つの輪の大きさは絶えず変化するわけです。乳幼児期には、当然のことながら育児の輪が拡がりますが、仕事・勉強の輪も保持し続けて欲しいと言われ、ご自身も三人のお子さんの子育てのなかでみごとに実践しておられます。ご家族の協力度や職場の労働条件によって、一人一人、困難さは異なると思いますが、新しい時代の子育てのあるべき姿として、共働きのなかでの育児はもっともっと真剣に考えられなければならないと思います。

共働きの場合、子どもと接触する時間が制約されるのはやむをえないでしょう。しかし、短い時間を有効に生かすために、そのひとときをできるだけ密度の濃いものにしていただきたいのです。それにはまずつとめて子どもとまなざしを交わすことです。心が通い合っている間柄なら、眼と眼を合わせるだけでも心のやすらぎを得ることができます。子どもの語りかけ、問いかけに応じてあげること。時には大きくなった子どもであっても、抱き上げてほほずりをしてあげることも必要でしょう。昔の人たちがよくしていたように、だっこをして子守歌を歌ってあげたり、寝る前に童話や民話を聞かせてあげたりすることがどんなに大切か、再認識していただきたいと思います。いずれにしても、子どもと一緒にいる時に、いつも両親のぬくもりが伝わるような心くばりが、とくに共働きの家庭には強く望まれるのです。

子どもの心を尊重する

胎児にも心がある

赤ちゃんが生まれた時に、医者が赤ちゃんを抱き上げて、反対側からいろいろな人が声をかけると、お母さんが声をかけた時だけ赤ちゃんがふり返ります。他の人の声がしてもふり返りません。これをブラゼルトンの反応といいます。赤ちゃんはお腹の中で、お母さんの声を認知しているということです。ところが、ブラゼルトン博士は、何人かに一人はふり返らない赤ちゃんがいるというのです。そういう赤ちゃんについて、両親に問診をしてみると、父親か母親か、あるいは両方かが、妊娠の過程において、その子の出生を望まなかった時期がある場合が多いということがわかりました。つまり、赤ちゃんはお腹の中にいる間に、親が自分が生まれてくるのを望まなかったかどうかということも知っているということです。親が出産を望んでいない場合、自らホルモンの分泌を止めてしまう胎児もあり、その場合は流産や早産という形になってしまいます。これを胎児の自殺というふうに考えている人もいます。もちろん、妊娠期間中の夫婦ゲンカも胎児は知っています。物理的な音としてとらえられなくても、血液の流れで察知することができるのです。妊娠中絶をする場合、胎児を超音波の装置で見ていると、鉗子が入っていくと逃げようとするということも確かめられています。鉗子が入ってくるだけでも、自分が外へ出され生きられないということがわかるというのです。

ですから、私達は、胎児の能力をもっともっと高く評価して、そのつもりで対応していかなければならないと思います。不幸な胎児期の体験が、ある程度年齢がすすんでから、非行やいじめという形になってあらわれてくることもありうるのです。いじめや非行の原因を、家庭や保育園でのしつけや学校に入ってからの教育のあり方だけに求めてもどうしようもないという気がします。胎児期の両親の心のもち方がその子の将来に大きな意味をもってくるということを知り、心豊かな妊娠期間をすごしていただきたいものです。

幼児体験が将来を決める

一三世紀、イタリアのフレデリック二世は、赤ちゃんは生まれながらに自分の言葉をもっていると信じ、それを証明するためにある実験をしました。新生児たちを何も声をかけないで育てることです。そうして育てられた子が話し出した言葉が、人類共通の言葉ではないかと考えたのです。

しかし、実験は失敗しました。全員が死んでしまったからです。もちろん栄養は十分に与えられていましたが、語りかけのない環境では赤ちゃんは生きられなかったのです。ストレスが極限状態になってしまったのでしょう。子どもにとっていかに愛情が必要であるかということがよくわかります。

久徳重盛さんという方が『母原病』という本を書いておられますが、その中に、三歳の時の幼児体験が、成人するくらいまで影響を及ぼすことがあるという例があります。二〇歳すぎの結婚を控えた娘さんが喘息の強い発作を起こすのですが、検査をしても何の異常もないし、どんな薬を飲んでも治りません。そこで久徳さんがその人の幼児体験を聞き出していったところ、三歳の時、土間に落ちて泣きわめいていた時に母親を呼んだけれどもなかなか来てくれず、非常な不安感をもったという経験をしていたことがわかりました。その時に母親に対する不信感をもち、それを契機に喘息が出はじめたということがわかったのです。現在は、その人の母子関係は外見上はうまくいっているように見えますが、実は心が通っていないということがあり、娘さんの喘息も治らないのです。ですから小さい子どもが、何か親に訴えている時には愛情をもって、きちんと答えていってあげなければなりません。それを親が怠ると、将来大きなツケが回ってくることになります。

いま問題になっている非行や家庭内暴力も幼児体験に起因するということも言われています。幼児期、乳児期、さらにさかのぼって胎児期に親とどの程度、密接な接触がもてたかということがその子の将来に大きく影響してくるのです。その場合問題になるのは単に時間の長さだけではなく、どれだけ密度の濃い接し方ができたかということです。そして、その密度は、子どもが成長するにつれて段階的に薄めていかなければなりません。つまり、うまく子離れ、親離れをしていかなければならないのです。

うまい離れ方の、おおよその目安としてイギリスの動物学者のデズモンド・モリスは、それぞれの年齢の子どもが、母親に対してもっている要求が参考になると言っています。一歳くらいまでの子どもの要求は、しっかり抱いて欲しい（Hold me tight!）というもので、一歳くらいになると、下に降ろして欲しい（Let me down!）、小学生くらいになってくると、一人にして欲しい（Let me alone!）、と変化してくるということです。

同じようなことを、京都大学名誉教授の川畑愛義さんも言っています。〝乳児期には、とにかく思いきり抱きしめ、一歳をすぎたら、一年につき一〇センチずつ離れなさい〟ということです。小学校へ入る頃には、手が届くか届かないかの距離になり、小学校の上級生になると完全に届かない状態になるのが子どもの精神的な発育にとって、最も好ましい環境だというのです。

そうすると、いま多くの親達はその逆をしているのではないか、ということが考えられます。たくさん抱いてやらなければならない乳児期に放っておいて、大きくなってからあれやこれや世話をやきすぎるようなことをしてはいないか、その結果が子どもの心や体のゆがみに結びついてはいないか、反省してみる必要があるでしょう。

〝いい子〟とは

自分の子どもが保育園や幼稚園や学校などの集団の中で好ましくない行動をとって困るといって相談にみえる方があります。私がそういう子どもを見ると、ほとんどが問題のない子どもです。そういう場合は〝いい子〟というのを親が間違ったとらえ方をしていると思えてなりません。

子どもの考え方と親や教師の考え方に食い違いがあった場合に、それを大人に真剣に訴える、つまり反発する子どもというのは、素直な子どもといえます。逆に、親の顔色をうかがったり、先生の都合を察知したりして、自分はこういうことを言いたいのだけれど、言わずにおこうと思って、「はいはい」と、言うことをきいてしまう子どもは素直でない子どもなのだと思います。いまはその一見素直なようで素直でない子が増えてきているように思います。大人に反抗すると、それを異常行動としてとらえられてしまうことが多くなっています。

しかし、何でもお母さんの言うことをきいて、他の人からも素直ないい子だと思われているような子どもは、必ず欲求不満を秘めています。そのまま成長していくと、その欲求不満がどこかで爆発する可能性が高いのです。何か事件があった時の新聞記事を見ると、よく〝こういうことをするとは信じられないようないい子だった〟ということが出ています。むしろ、そういう〝いい子〟だったからこそ事件を起こしたのだろうと私は思います。乳児期から、あれもダメ、これもダメ、ああしなさい、こうしなさいと、型にはめられていたら、どこかで異常行動が出てくるのは当然のことに思えます。

ですから、子どもに思いやりをどうこういう前に、親が子どもを思いやる気持ちを持つことが大切ではないでしょうか。自分が子どもだった時の記憶を呼びもどし、自分だったらどうしたかということを想像できるような親や教師であれば、子ども達の共感も得られるでしょう。大人の方が素直になれば、子どもも素直になり、話し合いによって意見も調整できますから、のちのち異常行動につながるようなことも出てこないと思うのです。

欲求不満

電話相談などの企画に参画しますと、受ける相談は、夜尿、チック症、言葉のおくれ、指しゃぶりなど、欲求不満に起因すると思われるものが多いのです。その旨指摘すると、「そんなはずはありません。家では何でも子どもの好きなようにさせていますから」という返事が返ってきます。そうした親の姿勢こそ子どもの欲求不満を生み出すもとであることがなかなかご理解いただけず、はがゆい思いをすることがしばしばです。

S君（一八歳）は生まれた時からずっと私が診てきた患者さんです。祖父母、両親、姉との六人家族で、家族五人の愛情と庇護につつまれて一見のびのびと育ったお子さんです。S君の希望はすべて適えられなかったことはありませんでした。S君が高校に入った時、S君はオートバイが欲しいと言い出しました。高校教師であるお父さんは、この時はじめてS君の希望を拒絶したのです。いままで何でも許されていたS君には理解することができません。登校拒否をし、母親に暴力を奮うようになっていきました。着物の裾をかき合わせるようにして傷あとをかくして相談にみえるお母さんが、温和で心優しい方であるだけに、いたいたしい思いでいっぱいになったものです。幸い、この例では、紆余曲折を経た末、もとの平和な家庭にもどりましたが、小さい時から我慢することを子どもにしつけていたならば、こうしたご苦労もなかったのにと思ったことでした。

枠にはめない子育て

イラストレーターの真鍋博さんは、一人一人に個性が必要であるのと同じように、家にも一戸の戸性が必要であるとおっしゃっています。いまは、その戸性がなくなって、みんな同じになってしまっています。しかし、戸性がないと子ども達は最終的には、いまの画一的なところから抜け出せないと思います。他人はどう見るかわからないけど、我が家はこうなんだという戸性の中で、一人一人の子どもが別々の形で伸びていけばいいというのです。

そのためには、有名大学へ無理して行く必要など、全くないと思います。一人一人は、学歴を否定していても、結果的に自分の子どもだけは、という気持ちが強いように思います。それは自分の子どもを信頼していないということにもなります。なにも学校だけがすべてではないという、親の子どもに対する信頼感、将来への信頼感を持たなければならないと思います。いまの日本の教育制度だったらニュートンにしても、エジソンにしても、ファーブルにしてもみんな落ちこぼれということになります。

私にも子どもが四人いますが、診療所を継ぐ子は一人もいません。子ども自身が医学を目指して、勉強して医学部に入るというのなら話は別ですが、親が無理に勉強させるのはその子にとって不幸なことだと思うのです。長男は食品関係の仕事につき、将来は自分の店を持ちたいという希望を持っているようです。

小児科医というのは、ある意味では学校の先生的なところもある仕事です。保育園の先生は子どもを六歳までしかみませんし、小学校の先生は一二歳までしかみません。しかし、私達小児科医は一人の子どもを生まれてから一五歳くらいまで経年的にみています。すると、その一五年間で、段階的な比較ができるわけです。たとえば、幼児期に暴れん坊で手のつけられなかった子どもが、中学校の部活動の貴重なまとめ役をしているとか、小学校で成績のあまりよくなかった子どもが、中学校で見違えるように伸びてきたとか、長期的な展望で子どもをみることができるのです。そうしたことから類推すると、たとえば、小さい頃から勉強ができて優秀校に行った人達が果たして社会的に望ましい活躍ができるかどうかということは、学校の先生よりもむしろ小児科医の方が判断しやすいのではないかと思います。前に述べた段階的な発育をしてきた子どもは、小さい時はパッとしなくても必ずどこかで逆転する時があるのです。有名校に入れなかった人の方が、社会に出てから、人間的に伸びていく可能性が大きいように思います。

　そういう学歴偏重の誤りを絶対に是正すべきだと思うのです。それには、やはり一人一人のお父さんやお母さんが、自分の子に無理をさせない、枠にはめないことが大切です。

次の世代にのこすもの

人間は自然の一部

先祖から自分に与えられたものを、そのまま次の世代に残したいという気持ちは、親ならば誰しも持っていると思います。有形無形を問わず、子ども達に残されるはずのものから奪おうという気持ちは、ふつうの親ならないはずです。

しかし、それを地球全体に広げて考えた場合にはどうでしょうか。地球にいま、残されている緑や、石油、石炭などの資源がどういう形で、二〇世紀まで伝えられてきたのか、私達は次の世代にどう伝えなければならないのかという認識が欠けているのではないかと思われて仕方ありません。二〇世紀の人達は、自分達に与えられた資源や動物や植物を、なるべくそのままの形で二一世紀の人達に譲り渡す責任があるのではないでしょうか。

ところが、動物を例にとってみると、いまは一日一種、何かが絶滅していく状態です。日本だけを見ても、トキが残るは何羽という状態になってしまっていますし、イリオモテヤマネコも減ってきています。世界的に見れば人間のために絶滅に瀕している動物は数え切れないほどあります。

私達人間も自然界の一員であり、自然の中に生かされているのだ、という認識が欠けているからこうしたことが起きてくるのだと思います。自分達人間のために自然があり、他の動物が存在しているというような、唯我独尊的な考え方が、さまざまな面で弊害となってあらわれてきています。一木一草すべてが万類共尊だということを、もっと真剣に考えなければなりません。人間だけが偉い存在ではないのです。事実、植物が非常に高い能力をもっていることを実験を通して証明した人もたくさんいます。

そもそも人間は植物がなければ、この地球に存在し得ませんでした。地球が四七億年前にでき、生物は一〇億年前に地球上に現われました。まず酵母や細菌の類が水中にでき、それが炭酸同化作用を何億年も続けた末、上陸し、しだ類やこけ類ができました。それらが一所懸命、炭酸同化作用を続けてるうちに、地表に酸素ができてきて動物も進化してきました。植物の気の遠くなるような長い炭酸同化作用によって私達の住む環境づくりが行なわれてきたといえます。そして、いまでも私達が出す炭酸ガスを植物が吸いとって酸素を出してくれているのです。ですから、最近のように緑をどんどん減らしていくことは結局自分で自分の首をしめることになり、生物の発展の逆の道を辿っているともいえます。

涸渇する資源

自然界には、生産者と消費者があり、多くの場合、生産者は植物です。植物は炭酸ガス、水、あるいは土から栄養をとり入れて、有機的なものをつくり出します。その有機物を、消費者である我々動物が口にして成長をし、子孫を残していきます。

消費者の中には一次消費者、二次消費者、三次消費者とあって、人間の場合は最終的な消費者となるわけです。植物性のプランクトンをいわしなどの小魚が食べ、いわしをまぐろが食べ、そのまぐろを人間が食べています。あるいは、牧草を一次消費者としての牛が食べ、その牛を人間が二次消費者として食べます。いずれにしても、最終的には、人間の口に入るのですが、それぞれの段階で生じた廃棄物が地上や海に積み重なっていき、石油になり、石炭になってきているのです。そういう積み重ねには十億年以上の歴史があります。その貴重な資源をなるべく元に近い形で二一世紀に残していかなければならないと思います。冬にトマト一個を食べるためには、八〇ccの石油が必要で、メロン一個を食べるためには、一斗缶一つの石油が必

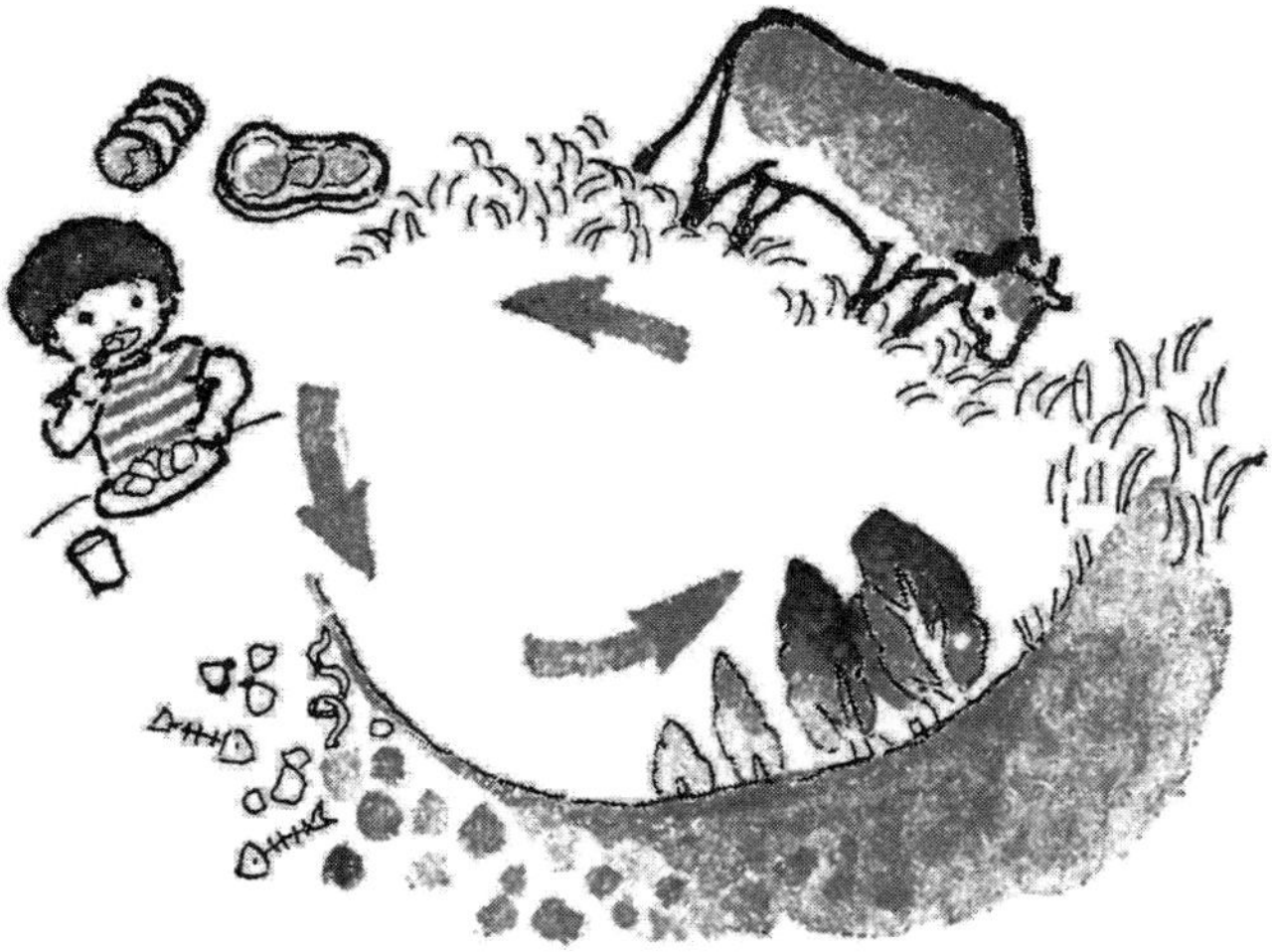

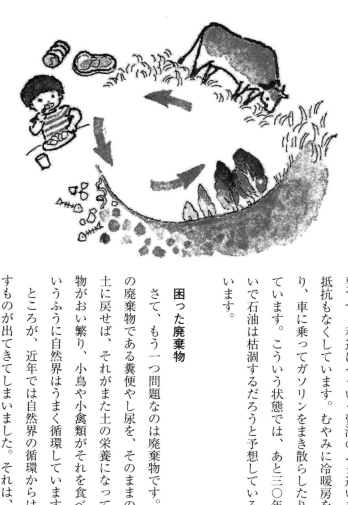

要です。私達はそういう資源のムダ遣いを何の抵抗もなくしています。むやみに冷暖房をしたり、車に乗ってガソリンをまき散らしたりもしています。こういう状態では、あと三〇年くらいで石油は枯渇するだろうと予想している人もいます。

困った廃棄物

さて、もう一つ問題なのは廃棄物です。人間の廃棄物である糞便やし尿を、そのままの形で土に戻せば、それがまた土の栄養になって、植物がおい繁り、小鳥や小禽類がそれを食べるというふうに自然界はうまく循環しています。

ところが、近年では自然界の循環からはみ出すものが出てきてしまいました。それは、農薬であり、食品添加物であり、プラスチックの食器であり、原発の廃棄物でもあります。そういう物が、年々、処理のしきれない状態で増えてきてしまっています。東京都内のゴミの問題一つをとり上げてみても、夢の島で東京湾を埋めたのは過去の話であって、いまはすでに夢の島を通り越して、海底トンネルで羽田の沖合いにゴミをどんどん捨てています。それも昭和七〇年頃には限界に達するといわれています。

一方、都では中曽根・レーガン会談で有名になった日の出村の山合いに大きなゴムシートを敷きつめて、そこに廃棄物を捨て始めています。不燃物を三メートルほど積んで、五〇センチほど土を盛る、という形を繰り返して、ゴミを積んでいます。それでは十分な選別ができませんから、中には生ゴミも混じっていて、虫はわいてくるし、場合によっては、火事が起きることもあります。そこでゴミに農薬をかけています。それにゴムシートが破れないという保証はどこにもありません。もし破れれば、廃棄物は土の中に入りこんでいくことになります。これがゴミ処理の現状です。

科学技術が発達したといってもプラスチックを燃やして処理すれば、空気中に有害物質が飛び散ります。その中には猛毒といわれるダイオキシンも混じっています。それが舞い降りてきて、土や水を汚染することになります。現在の段階で何らかの歯止めをかけないと、取り返しのつかない状態になることは、十分予想されます。

地球の衣装

先ほど、地球の資源を減らさないようにと申しましたが、逆に〝子孫に美田を残さず〟ということも、各戸にとっては大事なことです。各戸が美田を残さないようにすれば、総計として、自然体系がそのまま伝わります。子どもたちに美田を残そうとすれば、その集積は地球の破壊ということに結びつくのです。

人は裸で生まれ裸で死んでいくものだと思います。受け継いだものを残すだけで、子どものためにと新たなものは付け加えない方がいいと思うのです。よく子どもの結婚式に莫大なお金をかけ、豪華な衣装をつけさせて喜んでいる親がいますが、本当にむなしいことだと思います。世の中には、いくらお金を投じても買えない衣装があります。地球の衣装です。ラブロックという人が地球全体を一個の生命体としてとらえ、大地の女神になぞらえてガイアという呼名を付けました。私達はそのガイアと共に呼吸をし、生きています。そう考えれば地球を覆う衣装が、一番大事な絹であるといえるでしょう。それは土であり、森林であり、空気であり、海であるわけです。私達がそれらをいかに粗末にしてしまっているかを反省しなければなりません。

原発はいらない

一九八六年四月にソ連のチェルノブイリで大きな原発事故が起こり、広範囲にわたって放射能で汚染されました。それをきっかけに世界各国では原発に反対する動きが活発になり始めましたが、日本では、いまひとつ世論として盛り上がっていません。本当は唯一の被爆国である日本の人達が原子力に対して一番関心を持たなければならないはずです。しかし、日本人の場合、形として見えないものを認識し、しかもそれを持ち続けるということが少ないような気がします。原発に限らず食品添加物でも農薬でもすぐに結果が出るわけではなく、長期的な展望に立って次の世代のことまで考えていかなければならないものについての関心が薄いように思われるのです。

チェルノブイリ事故の影響でこれから何年後かに白血病や癌が多発するだろうといわれていますし、次の世代になれば、それに奇形が加わるという予測もされています。

科学ジャーナリストの広瀬隆さんが書いた『ジョン・ウェインはなぜ死んだか』という本には核汚染と癌の発生率の間に明らかな相関関係があることが示されています。アメリカがネバダ州やユタ州で核実験を行なっていた頃、その近くで映画の撮影に加わった西部劇のジョン・ウェイン、スティーブ・マックイーン、スーザン・ヘイワード、ゲーリー・クーパーなどの俳優が、みな癌で亡くなっていっている事実があるのです。また、核実験地の風下にある町では、核実験期間中に子どもだった人達の白血病の発病率が、それ以外の時期に比べて三倍にも達しているということです。

原発でも、事故による原子核のもれや廃棄物からの核もれによって同様のことが起こる可能性があります。東海村では、核廃棄物をドラム缶につめて地下に埋めていますが、その数は猛烈な勢いで増え続け、日本列島全体の地下を埋めつくそうとしています。日本は地震国ですから大地震が起こった場合はどうなるのか、あるいは、何かのはずみでドラム缶の中身が地中にもれ出したらどうなるのか、考えただけでもゾッとします。

チェルノブイリの事故は、けっして対岸の火事ではありません。原発事故は避けることのできないものであり、一基の原子炉が三千年に一度は大きな事故を起こすと考えられています。そうすると、確率的にいって八年に一度は世界のどこかで大きな原発事故が起きるということになります。事実、チェルノブイリ事故の七年前（一九七九年）にはスリーマイル島の大事故があり、周辺の住民はいまでもなおその大きな被害を被り続けているのです。

次に事故が起きるのは、すでに三三基の原発を抱える日本ではないかといわれています。もし、日本でチェルノブイリ級の事故が起きたとしたら、国土の狭さからいっても、人口密度の高さからいってもおそらく壊滅状態になるであろうと思われます。

そういうことを考えれば、原発に対して私達がどういう態度をとるべきかは明らかです。しかし、ただ「原発はいらない」というのではなく、原発がなくてもすむような生活の形態を一人一人が考え、実行していかなければならないと思います。なるべくエレベーターに乗らないなど身近にできることから、まず始めていく必要があるのではないでしょうか。ともかく、電気を使う量を減らさないことには原発に対して歯止めをかけることはできないと思うのです。

自然の循環から大きくはみ出している原子力の危険を次の世代に渡したくはないと心から思います。

子どもの未来を明るくするために

まず、できることから始める

私が小児科医になって三〇年がたちました。三〇年前の子どもと、いまの子どもを、ひき比べてみる時、どうしてもこれから三〇年後のことを考えずにはいられません。いまの子ども達のおかれた環境を考えると、このままでは、とても明るい未来は期待できないのではないか、というのが正直な実感です。

しかし、小児科医としての私の役割は、単に危機感をあおることにあるのではなく、何とかして微力ながらも現状に歯止めをかけていくことにあります。それには、お父さんやお母さん方の自覚を促さなければならないのです。

〝宇宙船地球号〟という発想をした、バックミンスター・フラーという人が〝諸々の汚染の中で、一番恐ろしい汚染は、消費者の頭の汚染である〟と言っています。どんなに困難な外的な条件があっても、それをはね返すだけの確固たるものを消費者一人一人が持つことが大切だというのです。いまは、そういう認識に立つべき、最終的な段階ではないかという気がします。まわりの環境に問題がある場合でも、そのことを責めるのではなくて、まず自らを省みて自分の身近なところから変えていくような努力をすべきだと思います。一人一人がそういう努力をすれば、全体の環境も変わっていくはずです。

お母さん達のなかには熱心にグループで活動している人達もたくさんいますが、グループ同士がなかなか結びついていかないように思います。子ども達の食べものに非常に気を使っている人達が平気で合成洗剤を使っていたり、合成洗剤追放に熱心な人達が化繊の衣服を身につけていたり、個々の活動が孤立しているように見受けられます。

しかもその活動がなかなか一般の人達の間に伝わりにくいのが現状です。無関心な人達にどう伝えていくかということが今後の課題であるといえます。いまは熱心な人達がむしろ疎外されていっているように思います。「子どもに市販のジュースやアイスクリームを食べさせせないのはかわいそうだ」とか、「黄ばんだ下着を着ていては恥ずかしい」とか「何もそこまでしなくても」という感情が一般の人には根強くあるようです。当たり前のことをしようとする人達がかえって変人扱いを受けてしまうのです。

これは熱心さのあまり、その活動が包容力や寛容さに欠けたものになっていることに原因がある場合もあります。まず、相手の言うことを聞いて、今度は自分の信ずることを相手に伝えるという謙虚な姿勢が、逆にその運動を伸ばしていくことになると思います。〝継続は力なり〟というように、すぐに結果を求めずに、あきらめずにコツコツと積み重ねていくことが大事ではないかと思うのです。一気に一〇〇%を望もうとするから、いつまでたっても、そこでストップしてしまうということもあるのではないでしょうか。

これはグループの場合だけではなく、活動の場を持たない一人一人のお母さんについてもいえることです。いろいろなことに気がついても、それをすぐに完璧に実行しようとすると長続きせず、後もどりしてしまうことにもなりがちです。それよりも、むしろできることから徐々に改善していく姿勢の方がよい結果に結びつくような気がします。週二回使っていた加工食品を一回に減らすとか、毎日使っていた紙おむつを外出する時だけにするとか、一人一人が無理なくできることから始めてください。

この世の中には悲観的にならざるを得ない要素はたくさんあり、ともすれば絶望的になったり投げやりになったりしがちですが、最終的には、のんきさが必要です。しかし、のほほんとしたのんきさではなくて、考えに考え、それを一所懸命実行に移したうえでののんきさです。

自分が最善を尽くしてもできないことが出てきた時に、のんきさを持っていないと、ストレスになって結局自滅してしまいます。

とくに育児では、あまりに自分を責めるところが多すぎてもいけません。できないことがあったら、一歩ひいてみて、またもう一度、押してみればいいのです。それでもだめだったら、のんきにかまえて、また同じことを別な視点からやってみればいい。とにかく、いつものんきさを忘れないで、次の世代のために最善を尽くしていただきたいと願わずにはいられません。

新装改訂版に寄せて

私にとってはバイブルともいえる『自然流育児のすすめ』が30年という時を経てリニューアルすることになったとお聞きし、心からうれしく思い感激しています。新装改訂版の出版、本当におめでとうございます。30年以上も前に書かれたこの本は、これまでに30回も増刷をされているとのこと。時流に乗ることが多い実用書といわれるジャンルでこんなに長きに渡り読み続けられている本はとても稀であると思います。このことは、本当に大切なことは不変であり、子育てもまた、代々受け継がれていくということを教えてくれているのではないでしょうか。

現在は「薬を使わない薬剤師」として活動している私ですが、今から15年ほど前までは自分自身も薬が大好きな現役の薬剤師でした。薬剤師になりたての頃は「薬がよく効いたよ！」「おかげさまで治ったわ！」と言われることに喜びを感じる日々でした。そして、その頃は、患者さんが健康になる手助けができていると本気で思っていました。しかし、薬剤師としての経験を積んでいくうちに、私の心の中に「どうして患者さんの数が減らないのだろう…。」「どうして患者さんの薬の数が増えていくのだろう…。」「健康になってもらうために薬を出しているはずなのに…。」という疑問が芽生えはじめ、その疑問は日に日に大きくなっていったのです。そして、その答えを見つけたくて、自然治癒力や免疫力について書かれた書籍を読み漁りました。そのころ小児科の処方せんを多く調剤していた私にとって真弓先生の書かれた『自然流育児のすすめ』はまさに「目からウロコ」で、それまでの薬剤師としての常識を心地よく打ち砕いてくれました。

みなさんは、「自然体験不足障害」「自然欠乏症」「自然欠乏症候群」といった言葉を聞いたことがあるでしょうか?

「人間、特に子どもが屋外に出て自然とふれあう時間が少なくなると、身体的・精神的な障害を抱えやすくなる」ということが問題になっているのです。これらに関する書籍も何冊も出ていますが、ここでいう障害はもちろん、医療や精神疾患などの各マニュアル上で認定されているものではありません。日本ではあまり注目されていないのですが、欧米ではかなり問題視されているようです。

ものごとに集中できない。落ち着きがない。じっとしていられない。友だちとうまく遊べない。これらの様子が見られる子は「注意欠陥・多動性障害（ADHD）」と診断されることがあります。そしてこれらの行動は、脳に何らかの障害があるためとして、薬物療法や心理療法といった治療が行われるのです。

しかし、最近の研究では、自然の中で遊ぶ経験の少ない子に、このような障害が多いことが指摘されているのです。つまり、幼いときから、自然の中で遊ぶ経験をたっぷりしないと、五感が十分に発達しないおそれがあるということです。

自然不足が原因かもしれないのに、その子に更に不自然な薬物で対処しようとしているのです。これでは改善も、回復もするわけがありません。

感覚は、使わなければ鈍っていくものです。まして子どもの場合は、使わなければその感覚は未発達なまま大人になってしまいます。

日が昇るとともに活動を始め、日が沈めば休息の時となる。土を踏みしめ、自然の中で季節を感じながら生きる…。一昔前なら少なくとも子どもにとって当たり前のような生活が、現代の子どもたちには難しいことになりつつあります。

イリノイ大学の研究で、自然とのふれあいが子供の注意欠陥障害の症状を軽減したとの報告があります。その研究報告によれば、「下校後や週末の活動として何の変哲もない自然とのふれあいが児童における注意欠陥障害の症状を軽減するという事が示唆される」としています。学校が終われば夜遅くまで空調のきいた塾で過ごし、外に出れば土ではなくアスファルト。特別な自然とのふれあいでなくても、日常の登下校、週末といった時間さえ自然とかけ離れた生活になってしまっているのです。

『自然流育児のすすめ』は私の子どものころのことを思い出させてくれた本でもあります。

私が育ったところは幸いにも都会ではなかったので、先生の本を読み進めていくうちに友だちと外で遊んだたくさんの楽しい思い出がよみがえったのです。大きいザリガニがとれる池があると聞けば1時間でも2時間でもワクワクしながら池まで歩いたし、日が暮れるのも気付かずに、木の枝を集めてドキドキしながら秘密基地を作ったり…。特別おてんばというわけではありませんでしたが、外で遊ぶのは当たり前のことでした。休み時間にドッヂボールをしない時は、しおらしくクローバーの群生の中から四葉をさがしたり、花の首飾りを作ったり…。「外で遊びなさい！」と言われなくても、楽しいことがいっぱいで、ランドセルを下ろしたら急いで外に飛び出す毎日でした。春にはよもぎ、のびる、ふきのとう、セリを摘み、裏山でたけのこを掘り、私が幼少期を過ごしたほんの50年前は、真弓先生がおっしゃる「その土地で採れたその季節のもの」を食するのは特別なことではありませんでした。「春は苦味…」と意識しなくても春に摘む野草には苦味があり冬の間に溜めたものを流してくれます。子どもにはちょっと苦手な味でしたが、自分で摘んだと思うと少し背伸びして美味しく食べることができました。

もちろん、家にはクーラーなどありませんでしたが、木造平屋の家はとても風通しが良い造りでした。毎朝雨戸を開け夕方になると雨戸を閉めるのも私の仕事でした。年末の大掃除で障子の張替えをするときだけ、障子に穴を思いっきり開けることが許され、それがもう楽しくて楽しくて。目を輝かせながら指先をちょっと舐めて、障子にブスッと穴をあけるのです。そして剥がした10枚以上ある障子の張替えも私たち子どもの仕事でしたが、年を重ねるごとに張り方のコツをつかみ、だんだんきれいに早く張ることができるようになっていきました。

そんな幼少期を過ごした私ですが、子どもを産んで早くに現場復帰した私にとっては、紙おむつや粉ミルクはとても重宝しましたし、予防注射をすることにも何の疑問も持っていませんでした。医療従事者である私にとっては「母子手帳の全ての欄を埋めることが義務」とまで思っていました。

私が『自然流育児のすすめ』に出会ったのは、自分の子どもたちがすでに成人してからのことでした。しかし、そんな私だからこそ真弓先生がいつもおっしゃっている「症状が出るということはどういうことか」「ほんとうの薬とはどんなものなのか」「何を食べたらよいのか」「元気な子どもを育てるためにはどんな生活をしたら良いのか」そして「人間も自然の一部に過ぎない」ということを思い出してもらうために「薬を使わない薬剤師」としての活動を開始したのです。

それから何年かして私が週刊誌に書いた「薬剤師が薬を飲まない理由」という内容の記事が真弓先生の目にとまり私のことを知ってくださるようになりました。そして私を診療所にお招きくださったのですが、その時の衝撃は今も忘れられません。近代的な自動ドアでもなくしっかり閉じられた重厚なドアでもなく、のれんをくぐったその先にはおよそ通常の診療所とはかけ離れた光景が広がっていたのです。そこには薬もなければ注射もありません。所狭しと本が並べられ、診察机の前に座っている先生は白衣さえも着ていないのです。

そして診療所で先生は私にこんなことを話してくださいました。

「開業したころは、階段にも並ぶほど患者さんの数が多かったけどね。今日は午前中3人ですよ。ひとりに40分～50分はかけるからね。ちょうどいい。4代で来られている人もいますよ。当時生まれた赤ちゃんが親になり、子供を連れてくるでしょう。でも、そういった人は正しい生活ができているからほとんど病気にならないんですよ。だから、患者さんはどんどん減っています。これはね、喜ばしいことなんですよ。だって、医者の使命は、病気を減らし、患者さんを減らし、医療費を減らす事でしょう。週刊誌を読んで、薬ばっかり出したがる今の時代に、宇多川さんみたいな薬剤師さんもいるんだって感心しましたよ。一日3人でも4人でも患者さんが来てくれれば、それで生活はしていけるからね。正しい事をしていれば、必ずお金は入ってきますよ。そして、いただいたお金はすべて次の正しいことのために使わなきゃ。お金が残るっていうのは正しいことをしていないからなんじゃないかな。」

それから何度も一緒に講演をさせていただき、自宅にもおじゃましましたが、初めて診療所ののれんをくぐり、そこで先生から伺ったこのお話は今も私の心に残っています。

地球というこの星に生まれ、子育てをするお父さんお母さんが、自分たちも自然の一部なのだということを心に刻んでお子さんとともに成長してくださることを心から願っています。

先生の87歳のお誕生日に思いを寄せて　平成30年3月6日

薬を使わない薬剤師　　宇多川久美子

参考文献

今村光一監修：アメリカ上院栄養問題特別委員会レポート　経済界（昭56）
古守豊甫：長寿村短命化の教訓　樹心社（昭61）
村上勝美監修：小児の微症状　医学書院（昭37）
サンケイ新聞取材班：みんな子供だった（上）日本教育新聞社（昭60）
五島雄一郎：読売新聞（昭59・2・22）
高山政俊：読売新聞（昭59・6・6）
馬場実：小児科の進歩5　診断と治療社（昭60）
島貫金男：新小児医学大系21A　中山書店（昭57）
西丸震哉：日本の食糧　有斐閣（昭57）
有働陽一：長生きの秘密　日本テレビ放送網KK（昭58）
近藤栄子：ホンモノ手作り十二ヶ月　蕗書房（昭58）
巷野悟郎：ラクラク育児秘訣集　いんなあとりっぷ社（昭51）
ペン・ファインゴールド（北原静夫訳）：なぜあなたの子供は暴れん坊で勉強嫌いか　人文書院（昭53）
吉田勉：食品添加物　芽ばえ社（昭59）
長本光男：みんな八百屋になーれ　晶文社（昭57）

高橋晄正：薬のひろばNo.73　薬を監視する国民運動の会（昭59・7）
郡司和夫監修：怖い食事良い食事　ナショナル出版（昭60）
田村豊幸：新日本（第一六巻第三号）日世企画出版局（昭56）
竹熊宜孝：地湧（創刊号）地湧社（昭58）
大木昭八　郎：体のつき合い方　日本エディタースクール出版部（昭58）
大沢博：栄養と料理（第四九巻第一二号）女子栄養大学出版部（昭58）
NNN特別取材班：日本の食糧が危ない　MG出版（昭59）
NHK取材班：21世紀は警告する(2)　日本放送出版協会（昭59）
郡司篤孝監修：続怖い食品一〇〇〇種　ナショナル出版（昭59）
内藤寿七郎：母乳のはなし　同文書院（昭51）
L・ソールク&L・I・ガードナー（日経サイエンス編集部編）：母親はなぜ左胸で子供を抱くのか　日経サイエンス社（昭59）
畠山富而：実験育児学　メディサイエンス社（昭56）
山西みな子：母乳で育てるコツ　新泉社（昭59）
原田由紀枝編：私の母乳育児　地湧社（昭61）
中尾佐助：料理の起源　日本放送出版協会（昭57）
松延正之：食べもの文化（No.103・104）芽ばえ社（昭61）
アラン・レンベール（松岡芳隆・松岡慶子訳）：人間と生物リズム　白水社（昭60）

佐藤睦子：東京小児科医会報（第五巻第四号）（昭61）
吉村秀彦：自然育児法　中央公論社（昭52）
松村龍雄：母乳主義　光文社（昭47）
満川元行：東京小児科医会報（第四巻第三号）（昭60）
館野幸司：東京小児科医会報（第四巻第三号）（昭60）
飯倉洋治：ぜんそく児のお母さんに　潮文社（昭54）
小林登：東京小児科医会報（第二巻第一号）（昭58）
久徳重盛：母原病　サンマーク出版（昭54）
真鍋博一：ひとり旅教育　文藝春秋（昭46）
広瀬隆：ジョン・ウェインはなぜ死んだか　文芸春秋（昭57）

真弓定夫

1931年3月6日、東京都生まれ。東京医科歯科大学卒業後、佐々病院小児科医長を務めたあと1974年武蔵野市吉祥寺に真弓小児科医院を開設。“薬を出さない・注射をしない”自然流の子育てを提唱し、40年以上にわたって診療を続ける。2003年、社会文化功労賞受賞。2021年11月18日没。
著書に『自然流生活のすすめ―小児科医からのアドバイス２』『自然流食育のすすめ―小児科医からのアドバイス３』（地湧社）など多数。

自然流育児のすすめ　小児科医からのアドバイス１〈新装改訂版〉

1987年3月15日　初版発行
2018年6月15日　新装改訂版初版発行
2024年12月5日　新装改訂版3刷発行

著　者　　真弓定夫 ©

発行人　　植松明子

発行所　　株式会社　地《ち》湧《ゆう》社
東京都台東区谷中7-5-16-11　（〒110-0001）
電　話 03-5842-1262　ファクス 03-5842-1263

装幀　　大野リサ
装画　　野田あい
印刷所　　モリモト印刷株式会社

2018 Printed in Japan
ISBN 978-4-88503-250-9 C0047